LA BOURBOULE

ACTUELLE

PAR

Le D⁰ Ad. NICOLAS

MÉDECIN DE 1ʳᵉ CLASSE DE LA MARINE, EN RETRAITE
OFFICIER DE LA LÉGION D'HONNEUR
OFFICIER DE L'INSTRUCTION PUBLIQUE, ETC.
DIRECTEUR DU SERVICE MÉDICAL DE LA SOCIÉTÉ DE TRAVAUX PUBLICS
ET CONSTRUCTIONS
MÉDECIN CONSULTANT A LA BOURBOULE

Savoir pourquoi.

NOUVELLE ÉDITION

PARIS

G. MASSON, ÉDITEUR

LIBRAIRE DE L'ACADÉMIE DE MÉDECINE

120, boulevard Saint-Germain, en face de l'École de Médecine

M DCCC LXXXVIII

DU MÊME AUTEUR

De la maladie du sommeil. — *Gaz. hebd.*, 1861.

Des cicatrices du tatouage chez les nègres. — *Arch. méd. nav.*, 1869.

Empoisonnement par le laudanum chez un enfant de trois semaines. — Emploi de la respiration artificielle par la manœuvre des bras. Guérison. — Avec M. Demouy : *Communication* à la Soc. de méd. prat. — *France méd.*, 1880.

Nelavan et somnose. — *Revue médicale*, 1880.

Un cas d'asthme infantile. — *Com.* à la Soc. hydrol. — *Jour. thér.* 1876.

Note sur un cas de béribéri observé à Paris. — *Com.* à la Soc. méd. prat. — *Jour. de méd. de Paris*, 1884.

La lèpre en 1885. — *Jour. d'hyg.*, 1885.

Des causes de l'infection palustre à Pola (Istrie). — *Arch. de méd. nav.*, 1869.

L'épidémie de Maurice (1866-1868). — *Arch. de méd. nav.*, 1870.

L'hygiène dans l'isthme de Panama. — *Bullet. de l'Académie de médec.*, mai 1886.

Les progrès de l'hygiène. — *Rapp. sur l'Exp. de 1878.* Lacroix, 1878-79.

Guide hygiénique et médical du voyageur dans l'Afrique centrale. — *En coll. avec* Lacaze et Signol. 2ᵉ édition, in-18. Pub. par la Soc. de méd. prat., 1885.

Le brouillard. — *Jour. d'hyg.*, avril et décembre 1881.

Le Foehn au Groenland. — *Journ. d'hyg.*, 1883.

Sur la transformation des tourbillons aériens dans les tempêtes. — *Comptes rendus*, 1885, 2ᵉ semestre.

L'attitude de l'homme. — In-8°, 1882.

La valeur sémiotique de l'écriture. — *Gaz. hôp.*, 1878.

L'automatisme dans les actes volontaires. — *Mém. de la Société d'anthrop.*, 1885.

Vocabulaire de la langue *fiote*. — *Arch. du minist. marine*, 1861.

Le Syllabaire *vei*. — *La Nature*, 1882.

L'eau potable dans les chantiers de Panama. — *Com.* à l'Ac. de méd., 3 avril 1884.

LA
BOURBOULE
ACTUELLE

10048-87. — Corbeil. Imprimerie Crété.

LA

BOURBOULE

ACTUELLE

PAR

Le D^r Ad. NICOLAS

MÉDECIN DE 1re CLASSE DE LA MARINE, EN RETRAITE
OFFICIER DE LA LÉGION D'HONNEUR
OFFICIER DE L'INSTRUCTION PUBLIQUE, ETC.
DIRECTEUR DU SERVICE MÉDICAL DE LA Société DE Travaux Publics
ET Constructions
MÉDECIN CONSULTANT A LA BOURBOULE

Savoir pourquoi.

NOUVELLE ÉDITION

PARIS

G. MASSON, ÉDITEUR

LIBRAIRE DE L'ACADÉMIE DE MÉDECINE

120, boulevard Saint-Germain, en face de l'École de Médecine

M DCCC LXXXVIII

A MON AMI

LOUIS DROUAL

LA BOURBOULE

ACTUELLE

LIVRE PREMIER

LE MILIEU THERMAL

La Bourboule a tellement changé depuis la première édition de ce livre qu'il me faut le refaire, pour ainsi dire, en entier pour lui conserver le titre que je lui ai donné. J'avais prévu que le rapide progrès de la station le condamnait à vieillir avant l'heure. Aujourd'hui, l'idée ne viendrait à personne de faire dériver le nom de la localité de la nature particulièrement bourbeuse du sol; mais autrefois, quand on y arrivait au mois de juin, ce qui frappait tout d'abord les yeux, c'était la boue. J'y suis venu pour la première fois au mois de mai 1877; le temps était assez mauvais et les rues du village semblaient des dépendances marécageuses de la Dordogne. A ce point de vue, tout s'est bien amélioré, et, s'il est vrai qu'il reste toujours beaucoup de choses à faire, la Bourboule est fière à juste titre du progrès accompli, qui est considérable, lorsque l'on sait combien sont minimes les ressources dont la station dispose. L'argent qu'y laisse chaque année sa nombreuse clientèle n'enrichit pas la commune; et, tandis que le Mont-Dore absorbe toute la subvention départementale qui lui est exclusivement réservée, nous ne sommes, nous, soutenus par personne.

Nous avons même, dans nos débuts, été attaqués un peu par tout le monde; c'est contre vent et marée que nous avons eu à lutter dès l'origine; quand la Compagnie actuelle a pacifié la station et mis fin à la « guerre des puits » qui l'avait compromise, elle s'est trouvée un peu épuisée elle-même par l'effort qu'elle avait fait, et l'entretien de ses établissements, où l'on signalait dès le début des imperfections regrettables, absorbait seul ses faibles bénéfices.

Ce passé paraît bien loin de nous; la plupart d'entre nous l'avons à peu près oublié, ceux qui ont pris une part militante dans la lutte décisive d'où La Bourboule est sortie sont morts ou disparus; les rancunes s'éteignent autant qu'elles peuvent s'éteindre dans les montagnes d'Auvergne; et, bien que tout le monde n'ait pas désarmé, il me semble que l'envie de voisinage, cette plaie des agglomérations humaines du genre de celle-ci, est moins vivace et moins passionnée chez mes concitoyens d'adoption.

Le pays, du moins, a conservé le charme qui me séduisait autrefois. Malgré les quelques taches qu'ont faites au paysage les hôtels ou les villas qui se projettent sur le flanc des montagnes, La Bourboule est toujours un charmant pays, et son nom ne rappelle plus que l'origine thermale de ses sources, dérivé qu'il est vraisemblablement du vieux mot *borbola* signifiant *eau bouillonnante* et dont le radical reparaît dans une foule de noms de stations thermales qu'il est inutile d'énumérer.

Il est mal sans doute de vanter les charmes du paysage à des malades qui arrivent dans une station thermale exténués par les fatigues d'une longue route. Cependant il faut faire la part de tout. Les effets d'une cure thermale sont complexes. Les sceptiques qui ne peuvent les nier les attribuent aux conditions de résidence, aux distractions, au voyage, au changement de lieu, à l'altitude, etc.; les enthousiastes, faisant de leur côté une part trop restreinte à ces conditions accessoires, attribuent aux eaux elles-mêmes toute l'efficacité de la cure. « Ce ne sont pas, dit Michel Bertrand, les charmes d'un beau site qui guérissent un rhumatisme, jamais le changement d'air n'a délivré le blessé des suites d'un coup de feu; et les plaisirs de la société n'ont pas fait déposer les béquilles à tel indigent qui, dans sa condition, a du moins cet avantage que les écarts de l'imagination compliquent rarement les maux dont il est affecté (5) [1]. »

Ici, comme dans beaucoup de sujets de tout genre, la vérité est dans un juste milieu; et les sages de ce monde sont, suivant moi, les éclectiques. Entre autres considérations qui démontrent l'action des eaux indépendante de celle du milieu, on peut citer le cas des malades que rien ne peut distraire, et surtout le grand nombre de ceux pour qui la cure thermale est surtout fastidieuse, qui appellent de tous leurs vœux, à peine arrivés dans la station, le moment d'en partir, les mécontents qui se plaignent et s'irritent de tout, etc. Ils n'en bénéficient pas moins de l'usage des eaux, dont les effets, d'ailleurs, ne sont pas immédiats, et exigent, comme on le sait, une certaine incubation avant de se manifester. J'en appelle aux nombreux malades qui ont recouvré la santé à la suite d'une cure de ce genre. Est-ce bien le plaisir ou n'est-ce pas plutôt l'ennui qui a dominé dans leur existence pendant cet exil à courte échéance, où la plupart

---

1. Les chiffres entre parenthèses renvoient à la rubrique AUTEURS CITÉS à la fin du volume. Beaucoup d'indications de l'édition précédente ont disparu dans celle-ci. J'avais alors plus qu'aujourd'hui besoin de m'appuyer sur autrui; et plusieurs de ces citations étaient simplement courtoises. Elles ne m'en ont pas moins attiré le reproche de compilateur auquel je veux échapper, en ne conservant désormais que celles qui ont quelque valeur.

laissent derrière eux leurs soucis d'affaires, leurs familles, leur *home*, pour vivre d'une vie artificielle et fatigante, mal couchés, mal nourris et gorgés d'eau quelquefois nauséabonde, du matin au soir? La foi n'y joue pas un grand rôle non plus. Nos sources miraculeuses guérissent indistinctement les croyants et les incrédules, les riches et les pauvres, les ascètes et les débauchés. Il est peu de médecins sceptiques qui n'y aient été convertis, pourvu qu'ils fussent véritablement malades : c'est la condition *sine qua non* de la conversion.

Avant d'étudier les effets directs des eaux de notre station, il convient d'exposer, de définir, et dans une certaine mesure, d'éliminer d'abord ces effets accessoires du milieu thermal. Je dirai un mot du site et des conditions de la vie thermale à La Bourboule. En ce qui me concerne, j'ai ressenti sur ces plateaux désolés et dans cette vallée charmante des émotions que je ne connaissais pas. J'avais vu déjà la grande nature sous des aspects divers; le silence de ces bois paisibles n'a pas la perfidie émouvante du silence des forêts tropicales; les riantes vallées d'Auvergne ne me font pas oublier la grandeur sauvage des vallées des Cordillères ou même des Pyrénées; le plateau de l'Anahuac est plus voisin du ciel que le plateau de Bozat et les pâtres de ces montagnes me font songer, non pas toujours sans regrets, à nos pâtres bretons qui physiquement leur ressemblent; cependant cette chétive contrée d'Auvergne m'intéresse et me captive plus qu'aucune autre ne l'a fait. Sidoine Apollinaire, l'une de ses illustrations, la trouvait « si belle que les étrangers qui y sont une fois entrés ne peuvent plus se résoudre à en sortir. » Ainsi ferai-je sans pousser toutefois l'enthousiasme aussi loin; et le lecteur m'avouera, pour le moins, s'il est sincère, qu'après avoir trouvé bien longue la route de Clermont à La Bourboule, il a éprouvé une surprise agréable en approchant de la station qu'il voyait cependant sous son aspect le plus banal. « Je comparais, dirai-je volontiers avec Georges Sand, cette charmante situation avec les grands sites que j'avais vus ailleurs, et je m'étonnais, après avoir fait le tour du monde, de retrouver dans ce petit coin de France une poésie et une sorte de majesté sauvage, dont aucun souvenir, aucune comparaison ne pouvait diminuer le charme (10). »

CHAPITRE PREMIER

LE SITE

> Une rivière au fond ; des bois
> sur les deux pentes.
>
> V. Hugo.

Les routes de terre qui conduisaient autrefois nos baigneurs de Clermont-Ferrand à La Bourboule ne sont guère plus qu'un souvenir. Il semble que les voies ferrées qui relient Clermont, Tulle, Eygurande, à Laqueuille aient nivelé les Puys d'Auvergne ; et, malgré tout le pittoresque de ce voyage à grande vitesse à travers les laves, les trachytes, les basaltes, les prairies arides, les vallées riantes, les forêts sauvages, plus d'un d'entre nous se surprend quelquefois à regretter encore la lenteur du voyage en diligence ou en landau, soit par la route de Saint-Sauves, soit par celle du Mont-Dore. C'est un regret qu'il faut laisser aux incorrigibles « louangeurs du temps passé » ; les vrais touristes sont nombreux toujours ; il retrouveront dans les lettres du docteur Pradier (7) l'expression de ce charme d'antan. Il y a bien des années que H. Lecoq (1) nous avait tous précédés sur ces chemins, et toutes les descriptions qu'on en pourra donner ne feront pas oublier l'écrivain convaincu, l'observateur passionné de l'*Auvergne pittoresque* et des *Epoques géologiques* du plateau central.

La Bourboule apparaît de bonne heure aux regards du voyageur qui vient du Mont-Dore ; du côté de Saint-Sauves au contraire, elle se dissimule long-temps derrière les montagnes qui l'abritent au nord et au couchant et sous l'épais rideau des forêts qui l'avoisinent. Cette route de Saint-Sauves est demeurée l'une des promenades préférées des baigneurs, malgré les dégagements opérés dans l'ancien village et le déplacement du centre de population et de mouve-ment, qui se rapproche de plus en plus des construc-tions nouvelles : l'établissement des Thermes, l'hôtel de ville, l'église, en remontant la vallée, élargie à ce niveau. Nous ne sommes plus, en effet, au temps où les hôtels nouveaux et les villas hésitaient à franchir la Dordogne. C'est, au contraire, sur sa rive gauche surtout que l'expansion s'opère, et le mouvement s'accuserait bien davantage, si la majorité du Conseil municipal n'avait retenu l'église à construire sur le vieux communal, au lieu d'accepter l'hospitalité qu'on lui offrait dans les prairies de la rive gauche. Je ne critique pas, je raconte.

Quand il se décide à revenir sur ses pas et à refaire cette route de Saint-Sauves à Laqueuille par laquelle il est arrivé, à l'encontre de son instinct qui le porte à remonter la vallée, le voyageur en est dédommagé par une succession de paysages accidentés et grandioses qui s'étagent ou se succèdent le long de la gorge tourmentée où serpente la Dordogne, approfondissant d'âge en âge son lit granitique.

Mais il ne manque pas, autour du village, de sites que l'on peut prendre pour but d'une excursion à pied de trois ou quatre heures. De tous les côtés des collines et des montagnes d'un accès facile commandent la vallée, dont le panorama s'étale aux yeux sous des aspects changeants qui en révèlent toute la richesse.

Bien que la saison s'ouvre en mai, c'est en septembre surtout que le pays a du charme. Juillet et août présentent des conditions climatériques intermédiaires. En juin, le sol, encore détrempé par les neiges à peine fondues, étale, au moindre orage, ses flaques d'eau bourbeuses sous les pas des malheureux baigneurs ; il semble étrange qu'on puisse jamais s'y plaire. Mais quand l'été a tari les ruisseaux et desséché le sous-sol, la pluie qui tombe accidentellement en septembre est vite absorbée ; les sentiers des bois sont facilement praticables, et les rayons ardents du soleil des montagnes sont tamisés par le voile de légers nuages qui vont et viennent simultanément sur plusieurs couches superposées, dans les hautes régions du ciel,

Alors aucun bruit importun ne trouble le silence absolu de ces lieux champêtres, où la trace de l'homme n'apparaît qu'à peine, aux confins de la zone des sapins séculaires; au-dessus, s'ouvre l'horizon sans limites des hauts plateaux qu'un rideau d'arbustes isole du voisinage et où l'on se croirait bien loin du monde réel, n'étaient les grands troupeaux errants çà et là et le berger qui les garde, l'Auvergnat de la montagne, « énorme de tête, court d'encolure, large d'épaules, grêle ou plutôt serré de la ceinture aux pieds comme les taureaux de race (10) », farouche comme un fauve, têtu comme une mule, méfiant, difficultueux, hostile aux étrangers; mais pacifique, au demeurant, dans sa sauvagerie d'Esquimau; intéressé, mais probe; quelque peu paresseux, insouciant et de résistance médiocre, quand la maladie s'abat sur lui.

Love Butler (10) n'était pas de mon avis. Elle préférait, dans nos contrées, le printemps à l'automne. « C'est, disait-elle, la seule époque de l'année où l'on puisse jouir du caractère agreste et touchant de ce beau sanctuaire de montagnes. Aussitôt que les baigneurs arrivent, tous ces sentiers raffermis et déblayés à la hâte se couvrent de caravanes bruyantes; le village retentit du son des pianos et des violons; les prairies s'émaillent d'os de poulet et de bouteilles cassées; le bruit des tirs au pistolet effarouche les aigles; chaque pic un peu accessible devient une guinguette où la *fashion* daigne s'asseoir pour parler turf ou spectacle; et l'austère solitude perd irrévocablement, pour les amants de la nature, ses profondes harmonies et sa noblesse immaculée. » Si éloquent que soit ce plaidoyer, je préfère l'automne, malgré les traces qui lui restent des « profanations de l'été. »

Je ne signalerai que pour mémoire les lieux d'excursion facilement accessibles aux baigneurs : le *Château de Murols*, magnifique fantaisie féodale qu'un baron trop ombrageux a campée sur son soubassement basaltique si hardiment que la muraille et la roche sont en beaucoup de points confondus ; le *Col de Diane* et la *vallée de Chaudefour* avec leurs péripéties émouvantes ; *Saint-Nectaire*, où le granite et les grès émergent brusquement du chaos des basaltes ; la *vallée de la Couze*, où la fertilité du sol, sous l'abri protecteur des puys qui la bordent, contraste avec la sauvagerie fantastique des champs de vieilles laves sur le flanc des volcans éteints; les *grottes de Jonas*, habitées tour à tour par les dévots et les bandits, depuis l'époque lointaine où leurs fondateurs préhistoriques s'y introduisaient par une crevasse naturelle, ne concevant pas autrement l'*abri*, qui s'est tant perfectionné déjà entre Jonas et Murols rajeuni par les d'Estaing que hantaient les souvenirs de Versailles,

Besse nous ramène au moyen âge; mais sa vétusté est malpropre sans compensation. *Vassivière* n'a de véritablement curieux que sa légende et son pèlerinage; mais voici : le *lac Pavin*, mystérieux et sombre dans son encadrement de basaltes et de sapins reflétés par des eaux tranquilles, dont la source est inconnue et la profondeur insondable; le *lac Chambon*, gracieux et champêtre au milieu des puys arides que semblent défier les silhouettes menaçantes de Murols et de la *Dent du Marais*, poétisée pourtant par le *Saut* miraculeux *de la Pucelle*; le lac *Chauvet*, dont les bords m'ont rappelé les rivages de l'Océan, dans des journées calmes, à l'ombre des forêts tropicales.

Le *pic de Sancy* est à proximité des *bains du Mont-Dore;* plus près de nous, la *Banne-d'Ordenche* et le *Puy-Gros*, d'où le regard embrasse un immense horizon où surgissent de toutes parts les cônes réguliers des monts Dôme, les cimes tourmentées des monts Dores et dans le lointain les monts du Cantal, du Limousin, etc.; *Latour*, *Saint-Pardoux*, dont la Vierge monumentale surveille et protège les vastes plateaux et les mornes pâturages; le *Capucin*, que l'on gravit sous le couvert de forêts accidentées; la *Vallée d'Enfer*, le *Salon de Mirabeau*, les jolies cascades de *Queureuilh*, de la *Vernière*, du *Plat-à-Barbe*, où s'arrêtent les excursions modestes des malades peu entreprenants; la *Roche-*

Vendeix, d'où le brigand Aymerigot inquiétait le roi de France; enfin plus près encore, le *Ravin de l'Eau-Salée*, la *Roche des Fées*, le *Rocher de la Bourboule*, le *Plateau des Charlannes*, etc.

Les Charlannes sont un type de ces plateaux d'Auvergne, « les véritables sanctuaires de la vie pastorale. Le gazon inculte qui revêt ces régions fraîches s'accumule en croûtes profondes, sur lesquelles chaque printemps fait fleurir un herbage nouveau. Les troupeaux vivent là quatre mois de l'année en plein air. Leurs gardiens s'installent dans des chalets qu'on appelle burons (et burots), parce qu'on y fait le beurre. On marche sans danger, mais non sans fatigue, dans ces pâturages gras et mous, sous lesquels chuchottent au printemps des ruisselets perdus dans la tourbe. Là où règne cette herbe luxuriante et semée de fleurs, mais dont le sous-sol n'est qu'un détritus infécond, il ne pousse pas un arbre, pas un arbuste. Ces énormes étendues sans abri, mais largement ondulées, quelquefois jetées en pente douce jusqu'au sommet des grandes montagnes, d'autres fois enfermées, comme des cirques irréguliers, dans une chaîne de cimes nues, ont un caractère particulier de mélancolie rêveuse. La présence des troupeaux n'ôte rien à leur grand air de solitude, et le bruit monotone de la lente mastication semble faire partie du silence qui les enveloppe » (10).

C'est du haut du Rocher de La Bourboule qu'on se fait la meilleure idée de la vallée.

Cette vallée conduit les eaux de la Dordogne à travers une gorge granitique vers les confins du département. Elle fait partie du bassin de la Gironde, tandis que le reste du département du Puy-de-Dôme, drainé par l'Allier et ses affluents : la Dore, l'Allagnon, la Sioule et les Couze, est compris dans le bassin de la Loire.

Elle est ouverte à l'est et se prolonge dans cette direction, pour se bifurquer vers le nord et le nord-est, du côté du lac de Guéry dont les eaux alimentent la Dordogne.

Cette rivière a sa source principale à 1,694 mètres d'altitude, au pied du pic de Sancy, l'un des sommets culminants de la France centrale (1,884 mètres), et descend rapidement dans la vallée du Mont-Dore qui va rejoindre la vallée de Guéry, au delà du village des Bains, presque à mi-chemin de la Bourboule. Aux Bains du Mont-Dore, la Dordogne ne se trouve déjà plus qu'à 1,047 mètres d'altitude. Son nom a été formé des noms combinés de deux ruisseaux : la *Dore* et la *Dogne*, qui drainent le Sancy et les pics voisins. Souvent grossie par les orages, elle ravine le Mont-Dore et emporte au loin les débris qu'elle en arrache. Son lit est tantôt élargi, tantôt resserré entre les rochers trachytiques et les conglomérats au milieu desquels elle semble avoir grand'peine à se frayer un passage, en franchissant les digues rocheuses dressées dans le massif ou en contournant les monticules aujourd'hui couverts de gazon et de broussailles.

Une de ces digues lui opposait autrefois un obstacle suffisant pour qu'un lac se soit formé dans la partie élargie de la vallée, qu'on appelle aujourd'hui le *communal de la Vernière*. On peut en déterminer les anciennes limites et l'issue. « Les tufs ponceux et les empreintes végétales que l'on y rencontre quelquefois attestent, dit M. Lecoq, un dépôt qui se formait lentement dans un bassin d'eau dormante. »

La vallée de La Bourboule n'a qu'une altitude de 852 mètres ; la Dordogne s'y est abaissée de 200 mètres depuis les Bains du Mont-Dore. Du côté occidental, des pentes boisées la protègent des vents d'ouest, pendant que le rocher de La Bourboule, qui dépasse 940 mètres, la garantit des vents froids du nord.

La vallée est donc orientée à peu près est et ouest. Pour un observateur placé près du jet d'eau et tournant le dos à la Dordogne, la polaire apparaît un peu à droite de l'hôtel de ville, au-dessus du bureau de tabac de Cytère ; la façade de l'établissement est donc ouverte au nord, et le portail de l'église fait face au couchant. Les deux pics qui bornent l'horizon au nord-est sont la Bonne-d'Ordenche amincie en pain de sucre et le Puy-Gros étalé en plateau ; plus près de nous, dans l'enfoncement du chemin creux de Murat, c'est le petit village de Quaire ; au-dessus le village de Pessy se dissimule derrière une excroissance basaltique.

Du côté du Midi, le bois des Investisants s'étage sur le flanc de la Bonsère où s'amoncèlent les orages ; on y découvre d'en bas le double étage des hêtres et des sapins, au delà desquels on atteindrait, au bout d'une ascension agréablement accidentée, le plateau des Charlannes, l'un des lieux d'excursion pédestre les plus intéressants du voisinage. En bas s'étalent les prairies des Suchères séparées des côteaux de Fenestre par le lit du Vendeix, affluent de la Dordogne qu'il rencontre au milieu du village. Ce ruisseau insignifiant devient, dans les journées orageuses, un torrent redoutable, et son régime torrentiel est des plus curieux à observer : nous l'avons vu, en 1878, atteindre 3 mètres de hauteur d'eau en deux heures, à la suite d'un orage qui fit déborder la Dordogne : la rivière inondait le village, divisée en trois branches qui suivaient les trois rues d'alors ; un amateur canotait dans une caisse d'emballage au point où s'élève aujourd'hui l'hôtel de ville.

Au fond du ravin de Vendeix, la Roche du même nom, étrange excroissance de basalte, dessine son profil fantastique, tantôt sur un tapis de prairies ensoleillées où passe la route de Latour aux Bains du

Mont-Dore, tantôt sur un rideau de brouillards mystérieux. Dans un jour prochain, ce ravin sera la promenade à la mode : on achève en ce moment une route carrossable qui joindra la route de Latour et qui s'étend sur le flanc du côteau de Fenestre et de la montagne de l'Aigle, en traversant le Ravin de l'Eau-Salée.

La partie la plus riche de la vallée est celle qui se prolonge vers Saint-Sauves ; le jour, la route de Laqueuille, en plein soleil, n'est guère praticable ; mais, en franchissant le pont du Casino Chardon on arrive assez promptement sous bois et l'on peut suivre, à l'ombre, la rive gauche de la Dordogne sur un long parcours ; on trouve bientôt un pont de bois qui permet de franchir la rivière et qu'un sentier relie à la route de Laqueuille.

Si l'on ne craint pas de gravir le mamelon granitique que l'on trouve à gauche après avoir franchi le pont du Casino, on atteint le sentier de Liornat qui mène au plateau des Charlannes et aux bois du Fohet.

La végétation est celle des prairies, entremêlées de forêts de noisetiers, de saules, de bouleaux, de hêtres, de houx, d'aubépines, de genêts, qui tapissent les coteaux sur les deux rives de la Dordogne et du Vendeix que bordent partout les aulnes.

La flore de la contrée ne présente d'ailleurs aucune

plante qui lui soit particulière. Dès le mois de mai,
la vallée de la Dordogne revêt sa parure d'été, alors
que les sapins qui couronnent les hauteurs gardent
encore leur aspect d'hiver. Juillet et août composent
l'été du Mont-Dore. L'époque la plus brillante de la
saison arrive du 20 juillet au 10 du mois suivant. La
végétation se soutient encore pendant la première
quinzaine de septembre : il en est de même des
plantes qui se montrent alors pour la première fois ;
mais la fréquence de la gelée, dans les matinées d'automne, détruit les espèces tardives ; les lichens reparaissent à découvert sur les escarpements où la neige
va bientôt les recouvrir (1).

La pauvreté de la faune contraste aux monts Dores
avec la richesse de la flore. Parmi les quadrupèdes,
on cite : le loup, le renard, la belette, le cerf, le che-
vreuil, la martre, la fouine, le putois, le hérisson,
l'écureuil, le lièvre, le rat, le rat d'eau et la taupe ;
parmi les oiseaux : l'aigle, le milan, la buse, le fau-
con-cresserelle, le grand-duc, le corbeau, le moteux,
le traquet pâtre, le geai, la pie-grièche rousse, le
merle, la grue, le pinson, le rouge-gorge, le roitelet
huppé, la mésange charbonnière. Dans les vallées
abondent les chardonnerets, les linots rouges, le bou-
vreuil, le bruant ; on y voit aussi le grimpereau des
murailles et la perdrix grise. Le coq de bruyère, le
pigeon-ramier, habitent aussi le Mont-Dore ; les cailles,

la bécassine, l'hirondelle de rocher, de cheminée, le petit martinet, le fréquentent dans la saison et l'on peut y voir des canards sauvages, des chevaliers, des hérons et autres échassiers, des mouettes, des grèbes, des sternes.

Le chabot, la truite, l'anguille, y représentent les poissons; la grande couleuvre et la couleuvre à collier, la vipère, l'orvet, la grenouille, le lézard, y représentent les reptiles.

Les insectes y ont été peu étudiés. H. Lecoq, à qui nous empruntons ces données, cite : les *Cychrus attenuatus* et *rostratus*, le *Thymalus limbatus*, l'*Hylobius fatuus* et *abietis*, les *Acanthocinus ædilis* et *atomarius*, le *Chrysomela cacaliæ* et diverses espèces de carabiques, de hannetons, des taupins, des chrysomèles, des leptures, des papillons, des coccinelles, des cicindèles, etc. Les autres classes n'ont été l'objet d'aucune étude, à part cependant les coquilles, qui y sont nombreuses et variées.

Le climat est assez variable pendant la saison d'été qui seule nous intéresse. Voici les températures moyennes de jour de cette saison, déduites d'une série d'observations qui m'ont été communiquées par M. Lamarle et qui porte sur la période 1884-188 .

	Juin.	Juillet.	Août.	Septembre.
Du 16 au 5...............	16.0	19.7	22.2	18.1
— 6 — 10..........	16.8	21.0	26.0	16.8
— 11 — 15..........	17.5	22.8	21.9	18.6
— 16 — 20..........	18.4	22 0	23.4	21.1
— 21 — 25..........	18.5	22.3	19.5	16.3
— 26 — 31..........	20.4	23.7	19.9	»
Moyenne mensuelle..	17.9	21.9	22.1	»
Maxima absolus.....	27.0	29.0	27.5	25.0
Minima absolus......	7.6	11.4	11.0	»
Jours de pluie pour la totalité de la période..				
Nombre de jours.....	120	124	124	94
Jours de pluie.......	32	16	24	26
Moyenne par mois...	8	4	3.5	»
Jours d'orage	7	15	15	3
Moyenne par mois...	1.7	3.7	3.7	»

Le régime météorologique de la station est celui des pays de montagne.

Les tempêtes océaniques y passent en laissant une *queue* de brumes et d'orages : la pluie tombée dans la plaine pendant la tempête s'évapore au premier soleil, mais la vapeur entraînée par l'air en mouvement à la suite du cyclone vient se condenser sur les flancs relativement froids des montagnes et, suivant les circonstances, y amoncèle des brouillards plus ou moins épais, des nuages plus ou moins bas, des pluies plus ou moins prolongées.

Tandis qu'en juin ces tempêtes sont communes et s'annoncent par l'obscurcissement nuageux du ciel, dans la gorge qui se dessine dans le sud-ouest, au-dessus des bois de Saint-Sauves, sur la rive gauche de la Dordogne, — en septembre, elles sont rares et se bornent en général aux deux coups de vent classiques qui avoisinent l'équinoxe d'automne : les vents violents de ce mois viennent plutôt de l'est et du nord-est; ils sont secs, et, bien que rafraîchissant un peu l'atmosphère, ils ne donnent pas de manvais temps. Les journées de septembre sont les plus belles de la saison. C'est le temps le plus favorable aux excursions et aux ascensions de montagnes.

En juillet et août, les pluies sont rares; elles sont alors presque toujours suivies d'orage dans la journée du lendemain. Si ces orages sont moins fréquents en septembre après les pluies, c'est que l'atmosphère se maintient fraîche pendant ce mois, en raison de l'obliquité progressive des rayons solaires, tandis que dans les mois de juillet et d'août la chaleur est toujours très élevée et l'évaporation excessive dans la plaine comme dans la montagne.

Le brouillard se forme aisément dans la montagne parce que l'air qui y afflue y rencontre des températures relativement basses et que la configuration du sol y crée des conditions thermiques très variées.

J'ai étudié ailleurs (83) les conditions de la formation des brouillards, qui sont si intéressants à observer à la Bourboule. « On conçoit qu'un brouillard puisse se former dans toutes les conditions où une couche d'air humide est en contact avec une autre couche d'air d'une température plus basse, soit qu'un courant d'air froid arrive dans un espace plus chaud, soit qu'un courant d'air chaud traverse un espace plus froid, soit enfin qu'un courant de vapeur aqueuse ou d'air humide soit projeté sur un objet froid, comme dans le cas où l'haleine se projette sur un carreau de vitre ou une plaque de marbre. »

C'est ainsi que des nuages apparaissent tout à coup ou disparaissent dans les hautes régions du ciel; c'est ainsi que se forment ces fumées fantastiques sur le flanc de nos montagnes, où l'air chaud ou froid se heurte au feuillage des arbres ou des buissons qui ont, suivant les circonstances, une température plus élevée ou plus basse que lui. D'autres fois le brouillard est un nuage véritable, venu d'ailleurs, charrié par le vent de tempête et condensé par lui sur un vaste parcours; celui-là est bas et semble pesant; il ne diffère de la pluie qui tombe que par des nuances ; et, au lieu de s'élever, comme ces vapeurs légères de tout à l'heure qui semblaient voltiger en frôlant la cime des arbres ou le flanc des montagnes, le brouillard des journées pluvieuses semble stationner et s'attacher au sol.

Il y a bien des degrés de consistance, d'épaisseur, d'humidité entre les brouillards blancs si fréquents dans les régions circumpolaires et le brouillard sombre des régions marines ; ceux-là apparaissent tout à coup, alors que le soleil est dans tout son éclat, il semble — et c'est la vérité — que l'atmosphère est devenue opaque tout à coup ; on ne voit rien à deux pas de soi, et cependant la clarté lumineuse, la translucidité de l'air n'ont pas diminué, bien qu'il ait totalement perdu sa transparence ; l'humidité se dépose partout, sur les cordages comme sur les vêtements, mais elle n'est pas insalubre comme la brume froide des brouillards nébuleux. Les journées brumeuses de juin sont, en effet, très pénibles à supporter dans nos montagnes ; toutefois, en règle générale, la température est rarement assez basse pour qu'elles soient malfaisantes.

Des fées, si l'on en croit la légende, habitaient autrefois la contrée et avaient pris toute la vallée sous leur protection. Au dire des anciens, dont M. H. Lecoq a recueilli les traditions, elles étaient bonnes et secourables. C'est un coup de leur baguette bienfaisante qui a divisé ce rocher de granit pour donner issue aux eaux de l'ancien lac, et qui a ainsi permis de cultiver la vallée. C'est à elles que nous devons de jouir aujourd'hui de ces eaux merveilleuses qui se perdaient autrefois dans les vases du lac ; les fées enseignèrent leurs propriétés aux habitants de la vallée et elles-mêmes y prenaient des bains, dit-on. Elles protégeaient également le pays contre les excursions du brigand Aymerigot de la Roche-Vendeix. En quittant la contrée, elles ont laissé l'empreinte de leurs pieds mignons sur l'une des collines du voisinage où la plupart des visiteurs de La Bourboule la retrouvent encore. Mais ne la cherchez pas sur le Rocher de la Bourboule : la Roche des Fées se trouve au delà du village, à droite, sur la route de Saint-Sauveur. C'est par erreur que l'on a donné ce nom au Rocher de la Bourboule auquel est adossé l'établissement Choussy. On me dira que cette rectification n'est pas heureuse en ce que l'erreur donnait à ce rocher un attrait de plus. *Amicus Plato, magis amica veritas!*

Malgré ce patronage mystique, La Bourboule ne fut longtemps qu'un pauvre hameau, qui a été érigé en commune en 1875 seulement. En 1825, le chiffre des baigneurs n'y dépassait pas 100, d'après les estimations de l'ancien inspecteur, le Dr Peironnel; il dépasse aujourd'hui 7,000. Jules Guérin, dans une saillie complaisamment reproduite, la comparait à ces villes d'Amérique qui naissent et se peuplent en un jour. La comparaison est plus juste qu'elle n'est flatteuse; je puis assurer que la physionomie de La Bourboule est, du moins, plus rassurante.

CHAPITRE II

LA VIE THERMALE.

> « Come veniste al bagno, lasciate
> tutti le turbazione è pensieri dell'
> animo, perchè cosi opera il bagno
> la sua virtu per l'allegrezza, come
> il maestro fa il suo lavore con gli
> instrumenti suoi. »
>
> POMPÉE SARNELLI.

Une excellente pratique de la vie dévote est ce qu'on appelle « faire une retraite ». Pendant huit jours, on se soustrait à la vie mondaine, on se recueille, on recherche ses imperfections et les moyens de devenir meilleur. Retrempé dans la dévotion, le pénitent sort de la retraite plus aguerri contre les séductions, plus résigné dans les épreuves, plus fort dans la lutte de la vie, plus vertueux, plus fervent, plus patient, plus charitable.

J'ai souvent mis en parallèle ces retraites spirituelles avec les cures thermales. Ici, également, nous donnons, tout d'abord, au malade le conseil de s'affranchir de toute préoccupation avant le départ pour les eaux ; de cesser, dès ce moment, toute affaire, et de

n'accorder plus d'attention qu'aux soins de la santé
Rien n'empêche, en outre, d'associer la retraite spiri-
tuelle à la cure thermale ; on trouvera sur nos plateaux
l'isolement et le silence ; dans nos vallées sauvages la
nature nous parle un autre langage que dans les villes
populeuses ; quel sermon nous enseignerait mieux le
peu que nous sommes et l'inanité de nos passions humaines ! La cure thermale réserve des jouissances
imprévues à ceux qui savent aimer la paix. « Les mé-
ditations prennent ici je ne sais quel caractère grand
et sublime, proportionné aux objets qui nous frap-
pent, je ne sais quelle volupté tranquille qui n'a rien
de sensuel. Il semble qu'en s'élevant au-dessus du
séjour des hommes, on y laisse tous les sentiments
bas et terrestres, et qu'à mesure qu'on approche des
régions éthérées, l'âme contracte quelque chose de
leur inaltérable pureté. On y est grave sans mélancolie, paisible sans indolence, content d'être et de
penser. » (J.-J. ROUSSEAU, *Nouvelle Héloïse*.)

Toutefois, un peu d'activité corporelle et mentale
ne messied pas dans la villégiature. Lorsqu'on sait
goûter le charme de ces tableaux pittoresques, on ne
sent pas la monotonie d'un genre de vie trop régulier ;
il suffit que la pensée errante soit arrêtée çà et là,
dans la solitude, par une fleur égayant un buisson,
par un oiseau qui chante, par un ruisseau dont une
cascade interrompt brusquement le cours, par un

bloc de basalte ou de granite racontant les catastrophes des anciens jours. Mais, de même qu'en pleine mer la vue d'un horizon sans bornes fatigue l'âme après l'avoir apaisée et laisse prise à l'ennui sur elle, quand une voile, un oiseau égaré, un rocher stérile, ou le moindre zoophyte voguant à la surface de l'eau ne se présentent pas pour animer le paysage ; de même la solitude engendre la mélancolie, quand aucun bruit de l'air ou de la terre ne vient donner le change à nos soucis toujours à l'affût.

L'ennui est, d'ailleurs, très préjudiciable à la cure. C'est une disposition d'esprit funeste à tous égards, dans l'ordre physique et dans l'ordre moral. Son effet le plus direct est de diminuer l'énergie du cœur et de l'appareil circulatoire. Suivant le poète, il naîtrait de l'uniformité ; mais il arrive souvent qu'il naisse du désœuvrement, ce qui le rend plus facilement curable. Il est bien vrai que la variété des impressions extérieures est nécessaire pour entretenir la force nerveuse dans un état d'activité, sans laquelle les fonctions s'alangúissent : le propre de l'ennui est de laisser l'innervation dans une sorte de torpeur qui se traduit, d'une manière banale, par le bâillement, indice d'une gêne dans la circulation du poumon. A la longue, cette paresse nerveuse devient de la paralysie, et le scorbut des navigateurs ou des prisonniers s'aggrave sous cette influence. Un tel résultat serait donc éminemment préjudiciable ici. C'est l'anémie qui étiole si généralement les ennuyés du grand monde ; et l'anémie, c'est tout le cortège des maladies nerveuses dont la série est si longue et la physionomie si variée. C'est à cette origine qu'il faut rapporter les troubles digestifs, l'inappétence, la flatulence ; et, dans un autre ordre, l'hypochondrie, la tristesse, le dégoût des hommes et des choses.

Il est donc important de supprimer cet obstacle dans le traitement des maladies du genre de celles que l'on soigne à La Bourboule, et de ménager aux malades des distractions qui les occupent sans les fatiguer.

Se distraire, c'est changer l'objet de ses occupations et de ses préoccupations. Il est malheureusement plus facile de recommander les distractions aux malades que de leur enseigner le moyen de s'en créer d'utiles, ou même d'utiliser celles qui se trouvent à leur portée. Dans les villes d'eaux, on s'attache à les réunir en grand nombre ; il faut, en effet, qu'elles soient des plus variées afin que chacun puisse y trouver son compte ; mais il faut, en outre, qu'elles ne s'imposent pas forcément à ceux des baigneurs qui, recherchant surtout le calme et la retraite, désirent s'y soustraire.

Les gens qu'il faut distraire ne sont pas toujours des ennuyés auxquels il suffirait de vouloir se distraire en

se créant une occupation régulière, ou des apathiques
par nature qui ne sentent pas les coups dans la « lutte
pour l'existence ». Ceux-là ne nous intéressent guère.
Mais les convalescents, les malades et les valétudinaires sont aussi des *apathiques* d'un autre genre à qui
les distractions sont nécessaires et fructueuses. Ceux-
ci ne demandent qu'à être distraits. Le tout est de bien
choisir le genre de distractions qui leur convient. Sous
peine de manquer son but, il faut que la distraction
leur procure un plaisir et qu'ils s'y intéressent ; car
elle ne produit qu'à cette condition la stimulation du
cerveau alangui, stimulation d'où dépend le réveil
de la tonicité musculaire, de l'activité respiratoire
et de l'énergie digestive, toutes fonctions que la monotonie de l'existence, l'énervement qu'entraînent
des douleurs continues, l'épuisement résultant de la
maladie même, ont comme engourdies chez ces malades. Sous l'influence de la distraction, la vie se ranime, et souvent la douleur s'oublie. Tout le monde
sait cela.

Il y a encore les surmenés : pour la plupart, des
hommes de volonté, qui se sont laissé absorber volon-
tairement et dont l'attention n'a perdu de sa souplesse
et de son énergie que parce qu'elle a été trop longtemps
concentrée avec trop de force sur le même objet.
Pour eux, il n'est pas nécessaire que la distraction
soit agréable, il suffit qu'ils y attachent une certaine

importance et qu'ils aient confiance dans ses résultats,

Les absorbés se recrutent souvent dans la catégorie précédente. Il est difficile de dire quelles peuvent être les conséquences d'une trop grande concentration d'esprit. Je suis porté à croire qu'elle influe principalement sur la mémoire ou, si l'on veut, sur cette faculté de synthèse que l'on pourrait appeler la *présence d'esprit*. En autres termes, les absorbés ont des *absences* et leur attention a perdu de sa liberté d'allures; mais il est difficile, en dehors de toute prédisposition native, que ces absences puissent se multiplier au point où le milieu disparaisse et se transforme, où les sensations ne donnent plus que des notions fausses. En tous cas, il faut savoir qu'il dépend de ces malades d'arrêter le mal en deçà de ces limites, et que la guérison est entre leurs mains.

Une autre catégorie d'absorbés comprend les affligés de toute espèce. Puisqu'on ne meurt pas de chagrin, je donnerai à tous le conseil brutal de faire tous leurs efforts pour se distraire au plus tôt. Dans le feu de l'action, il ne faut pas s'arrêter à pleurer les camarades qui tombent : il faut serrer les rangs, sans ralentir le pas. Malheureusement, à mesure qu'on avance, les vides s'élargissent, et les vieux sont de plus en plus isolés au bout de la carrière. N'est-il pas heureux que leur sensibilité morale, sinon leur impressionnabilité nerveuse s'émousse, à la longue ?

Il est une sorte de chagrin sombre, taciturne, qui refuse toute consolation et dont rien ne distrait : c'est celui des nostalgiques, ce qu'on appelle « le mal du pays ». Ce mal est bien vite incurable et le retour seul pourrait le guérir.

Il faudrait donc : aux ennuyés, une occupation ; aux surmenés, le repos d'esprit ; aux apathiques, un amusement ; aux absorbés, une diversion. Tous éprouvent dans une mesure plus ou moins large les effets de l'énervement que combat avec tant d'efficacité la cure à La Bourboule ; et les pratiques balnéaires dont se compose cette cure, comme toutes les autres, ménagent à tous une occupation qui, pour n'être pas toujours amusante, ne les distrait pas moins d'une manière utile.

Le changement d'air procure par lui-même une diversion puissante. Les migrations d'été sont entrées dans nos habitudes ; et c'est en vain que des fâcheux essayeront de les restreindre, emprisonnés qu'ils sont dans l'atmosphère énervante et malsaine des boulevards. Nos raisins sont trop verts ! Au contraire, plus se généraliseront les conditions de bien-être que procure la fortune, plus la mode de se distraire, pendant l'été, des occupations monotones de la vie habituelle, de voyager pour apprendre et pour voir, de changer d'air, de lieux et de régime, deviendra générale.

La maladie n'est que trop souvent la justification,

l'occasion ou le prétexte du voyage d'été ; il est naturel, en effet, qu'on en profite pour refaire sa santé, qui, chez la plupart d'entre nous, surtout au déclin de l'âge mûr, est toujours atteinte dans une certaine mesure, puisqu'il est vrai que la machine humaine se détériore à l'usage comme toutes les autres machines et qu'elle a, de temps à autre, besoin de réparations. Il n'est pas de famille où la maladie ne se soit assise, hôte importun, dans un coin du foyer domestique ; plus d'une jeune fille s'étiole sous le toit paternel, réclamant le grand air des montagnes, des champs ou de la mer. Dès qu'arrive le printemps, on songe à lui en procurer les bienfaits ; la villégiature, le pèlerinage aux sources de la santé grossiront sans doute le budget des dépenses ; mais le sacrifice est facilement résolu, d'autant mieux que les bien portants y trouvent le plus souvent leur compte ; on boucle sa valise et on part !

Pour que les voyages soient avantageux, il faut, avant tout, qu'on puisse en supporter les fatigues. Il faut également s'armer, au départ, d'une bonne philosophie pour supporter gaiement les petits tracas de la route, les installations médiocres, les *ennuis des paquets*. « Ne faites pas d'un voyage d'agrément et de santé, destiné à rétablir l'harmonie et la bonne humeur, une source d'agacements pour les nerfs : mieux vaudrait rester **chez soi** (9). »

Dans de bonnes conditions, les effets des voyages sont éminemment salutaires. Ils donnent le calme de l'esprit, qui se distrait de ses préoccupations habituelles ; ils secouent le corps engourdi par la vie sédentaire ; ils relèvent l'intelligence qui s'amoindrissait, même dans les villes les plus turbulentes, par la répétition des mêmes actes et la fréquentation des mêmes personnes, dans le cercle restreint où la plupart d'entre nous s'isolent sans s'en douter.

Quand on sort de chez soi, le *frottement social*, comme dit Rousseau, est différent : on se heurte à des obstacles qu'on ne connaissait pas, on essuie des contradictions inattendues, on entrevoit pour ses idées une sphère nouvelle. Le pain bis d'une auberge de village possède une saveur que n'auraient pas les mets les plus délicats, et l'on s'aperçoit utilement que la sagesse humaine n'est pas exclusivement cantonnée dans le club où l'on puisait ses inspirations, et dont parfois on était l'oracle.

De tels avantages ne sont pas de ceux que l'hygiène dédaigne. « Le mouvement continu, dit Hufeland, le changement de spectacle, l'amusement qui en résulte pour l'esprit, l'air sans cesse nouveau que l'on respire, exercent sur l'homme une action merveilleuse et contribuent puissamment au renouvellement et au rajeunissement de la vie. »

Il n'est pas de médication plus bienfaisante que le

changement d'air pour les valétudinaires et pour les convalescents. « Dans la période d'acuité des maladies, dit Fonssagrives, plus les influences du milieu ambiant sont négatives, meilleures elles sont pour le résultat final auquel elles doivent concourir; tout ce que la thérapeutique leur demande, c'est de ne pas nuire, de pas contrarier ses effets. Un air maintenu dans sa pureté chimique, mais neutre, au point de vue de sa température et de ses mouvements : des aliments, ou nuls ou tellement ténus qu'ils soutiennent l'organisme sans l'exciter; ni bruit, ni lumière vive, ni perception d'objets ou de personnes mettant activement en exercice la vie sensorielle ou cérébrale; du repos dans la vie de relation comme dans la vie nutritive : telle est la formule générale de l'hygiène des maladies aiguës. Au contraire, pendant la convalescence ou peudant la durée des affections chroniques, les influences extérieures doivent être essentiellement positives et agissantes; et c'est alors que le déplacement et le changement d'air déploient toute leur utilité (11). »

Pour changer d'air, il n'est pas besoin de faire de longs voyages : un malade se trouve bien de changer de salle, de chambre ou même de lit, parce qu'il se trouve alors dans une atmosphère nouvelle qui n'est jamais absolument semblable à celle qu'il a quittée.

Les médecins ont même observé, depuis longtemps, que des maladies contractées sous un climat pernicieux se guérissent ou s'amendent quand le malade passe dans une autre localité soumise elle-même à des influences pernicieuses, souvent de même nature ou de même origine : aussi usent-ils largement de ce procédé de migration restreinte. A plus forte raison bénéficierait-on du passage de l'atmosphère des villes à un air pur comme l'est celui de La Bourboule.

La raison de ces effets singuliers, c'est que la vie est le résultat complexe d'une multitude d'impressions que subissent nos organes, souvent à notre insu, et contre lesquelles ils réagissent. Parmi ces impressions, il en est qui sont déterminées par le contact de l'air atmosphérique, soit sur la peau, soit sur les poumons que l'air traverse, soit dans l'intimité des tissus, où le sang, qui s'en est chargé, les dissémine. On conçoit que des modifications des propriétés de l'air, imperceptibles à l'examen grossier de nos sens ou de nos instruments, puissent agir puissamment sur les organes et modifier l'intensité de la réaction qui s'y produit.

Mais ce n'est pas seulement par l'action de l'air que se modifient les conditions de la vie. Un milieu nouveau fait naître des habitudes nouvelles : l'esprit qui restait indifférent à des excitations maintes fois ressenties s'émeut sous l'influence de celles auxquelles il n'est pas accoutumé ; la distraction, qui n'est au fond qu'un changement d'habitudes, l'éveille et le ranime ;

et ce réveil de l'esprit, cette excitation du cerveau, se traduisent par le retour de l'activité nerveuse. Alors les muscles recouvrent leur ressort, le besoin de vivre apparaît; l'appétit se réveille à son tour, la digestion se régularise; en un mot, le mécanisme de la vie se remet à fonctionner.

A cette *altitude* de 850 mètres, *l'air des montagnes* a sa part d'influence.

Les particularités qui distinguent l'air des montagnes sont : la faible pression, les variations de la température, la sécheresse relative.

Il n'est pas besoin d'un baromètre pour apprécier la raréfaction de l'air à des hauteurs un peu élevées. Quand la transition est brusque et surtout quand l'on descend des montagnes à la plaine, on éprouve la sensation d'une atmosphère plus dense et plus compacte qui enserre, pour ainsi dire, le corps. Quand on monte, au contraire, le jeu de la respiration est plus libre et l'on se trouve plus à l'aise.

Il devrait en être de même des mouvements; car la diminution du poids de l'atmosphère que supportent nos membres ne peut être indifférente. Cependant la marche est plus pénible dans les ascensions, et la fatigue survient plus vite. Cette contradiction s'explique en ce que la pression atmosphérique contribue à maintenir les membres inférieurs dans l'articulation du bassin. L'articulation de la cuisse au bassin se fait

par l'emboîtement d'une sphère dans une cavité vide
d'air. Une forte pression applique plus intimement la
sphère dans la cavité ; une pression plus faible rend
l'adhérence moins intime. Il faut alors que l'effort
musculaire supplée à ce défaut de pression ; et, quand
on soulève le membre, il paraît alourdi.

Un autre effet de la diminution de pression que l'on
observe à des altitudes de deux et trois mille mètres,
c'est le rétrécissement des tuyaux qui livrent passage
à l'air, c'est-à-dire des fosses nasales et de l'arrière-
gorge. Ce rétrécissement se manifeste par une sorte
d'enchifrènement et de gêne de la déglutition, que
tous les voyageurs ont éprouvée comme nous, sans
doute, dans l'ascension des hautes montagnes. La
raréfaction de l'air permet aux vaisseaux de la muqueuse aérienne de se dilater plus qu'ils ne l'étaient
dans l'état habituel. Il en résulte une congestion san-
guine qui gonfle la muqueuse, et le rétrécissement des
tuyaux aériens est le résultat de ce gonflement. La
congestion produite peut même aller jusqu'à l'hémorrhagie.

Les variations de la température ne sont pas moins
sensibles. Il fait très chaud au soleil et froid à l'ombre.
On voit sur les hauts plateaux du Mexique le thermo-
mètre marquer 0° pendant la nuit, et 38° pendant le
jour. A midi, deux thermomètres placés à courte distance, l'un à l'ombre, l'autre au soleil, présentent des

écarts considérables ; et les mêmes phénomènes s'observent, quand le temps se couvre, pendant une
journée chaude.

L'évaporation est bien plus énergique dans un air
aussi raréfié ; il en résulte que, malgré la présence des
brouillards fréquents dans les hautes régions, sur
le flanc des montagnes, l'air y est relativement sec,
le papier devient cassant, le cigare se colle aux lèvres,
la bouche se dessèche, la salive est poisseuse et la
déglutition en devient plus pénible.

Tous ces phénomènes, qui s'exagèrent à des altitudes supérieures et sont très sensibles dans les hautes
vallées des Alpes ou des Pyrénées, s'atténuent à l'altitude de La Bourboule.

Lombard a divisé les climats de montagnes en trois
catégories :

Au-dessus de 1,100 à 1,200 mètres, il place les climats
toniques et *très excitants;* entre 900 et 1,000 mètres, il
place les climats *toniques* et *vivifiants;* entre 450 et 900
mètres, se classent les climats *plus doux* que *toniques.*
Il assigne à ces dernières stations les phtisiques au
début, les asthmatiques, les scrofuleux, les hypochondriaques, les chlorotiques très impressionnables.

« L'altitude des stations thermales, dit Fonssagrives,
est un élément dont les médecins ne tiennent généralement pas assez de compte, quand ils ont à faire
un choix. » Aujourd'hui, on ne peut plus leur adresser

ce reproche : les climats des hauts plateaux ont même été quelque peu surfaits dans ces derniers temps. Il se peut que le bacille tuberculeux subsiste difficilement dans l'air raréfié et purifié des hauteurs ; mais les hauts plateaux sont encore favorables en raison de la constance de la température et toutes les cures plus ou moins avérées qu'on leur attribue n'empêchent pas que le froid ne soit le plus redoutable ennemi des poitrines délicates.

A La Bourboule les variations thermométriques ne présentent pas les écarts excessifs dont nous parlions tout à l'heure, et la sécheresse relative de l'air y est moins incommode. Nous avons même autour de nous de vastes plateaux aux altitudes de 1000 mètres et au delà qui présentent la plupart des conditions exigées pour l'établissement de ces *Sanatoria* de poitrinaires ; mais, outre qu'il faut, dans toutes les montagnes, se méfier des vallées du voisinage, mon expérience d'aujourd'hui me porte à croire que l'influence de l'air raréfié sur la muqueuse des bronches enflammées n'est pas toujours salutaire. Si légère qu'elle soit, l'expansion de la muqueuse au contact d'un air raréfié ne va pas sans une certaine dilatation de vaisseaux qui est un appel à la congestion. C'est ainsi que l'on voit des catarrhes, en apparence bénins, se propager des grosses bronches aux bronches plus fines et se transformer finalement en bronchiolites et en bronchopneumonies, si la température de l'air se maintient basse. Ces conditions ne sont jamais réalisées à **La Bourboule** pendant la saison thermale ; mais il serait dangereux d'y adresser des phtisiques à la fin de septembre.

En été, au contraire, cette vallée élargie et abritée se trouve plutôt dans les conditions des hauteurs de moyenne altitude : c'est aussi l'époque où les phtisiques nous arrivent ; ils ont encore à craindre à cette époque les variations résultant d'un changement dans l'état de l'atmosphère, mais les tempêtes océaniques y sont alors absolument exceptionnelles et les orages locaux n'abaissent pas sensiblement la température. Je n'ai pas vu que nos malades aient jamais souffert de ces variations passagères dans les années où l'été suit son cours normal.

Les ascensions ont les avantages et les inconvénients de tout exercice violent. C'est un puissant moyen assurément de se procurer des sensations nouvelles, surtout quand il s'agit des malades que leur état rend particulièrement impressionnables. Il est clair que l'activité inusitée imprimée au mouvement vital par cette succession d'ébranlements sensoriels imprévus et variés ne peut que profiter à la cure, dût ce surcroît d'activité fatiguer un peu l'organisme.

Là, d'ailleurs, est la limite au delà ou en deçà de laquelle se résout la question d'opportunité d'une ascension ou d'une promenade quelconque. Non seulement il faut interdire les ascensions aux personnes atteintes d'affections du cœur ou sujettes aux hémorrhagies pulmonaires, et rappeler à tous la facilité du refroidissement dans les hautes régions ; mais il faut encore ne les permettre qu'avec circonspection aux gens trop faibles qui ne seraient pas capables d'en supporter la fatigue.

L'exercice corporel est le produit d'une série de mouvements, c'est-à-dire d'une succession de contractions et de relâchements des muscles qui meuvent les leviers osseux du corps ; et le résultat immédiat de cette alternance d'action et de repos des muscles est d'accélérer la circulation du sang dans leur intérieur. Comme la circulation ne peut être ainsi activée, dans le système musculaire, sans s'accélérer partout, une plus grande quantité de sang arrive au poumon, aussi bien qu'à la peau ; l'exhalation qui s'opère à la surface de la peau, comme dans l'intérieur du poumon, en est accrue ; et cette exhalation fait perdre au corps une quantité d'acide carbonique et d'eau plus grande que dans l'état d'inaction. Le sang en mouvement, se chargeant toujours de carbone qu'il enlève aux organes, il faut plus d'oxygène pour brûler ce carbone en excès ; la respiration s'accélère pour fournir cet oxygène ; et comme ces combustions produisent de la chaleur, la température du corps s'élève,

On s'explique ainsi que l'exercice développe les muscles en y apportant sans cesse un sang nouveau; qu'il développe aussi les os, en accusant les saillies où s'insèrent les muscles, et en activant la circulation dans leur tissu; qu'il produise la sueur par l'exagération de la circulation dans l'épaisseur de la peau, et la soif qui n'est que la sensation du besoin de rendre à l'organisme l'eau qu'il perd par l'exhalation. Enfin l'on conçoit que ce mouvement vital exagéré use certains organes, si on leur laisse le soin de fournir au sang les éléments qu'il cède ainsi à la périphérie du corps et si une alimentation réparatrice n'introduit pas dans l'organisme des matériaux nouveaux qui reconstituent ces éléments.

Le repos est un besoin instinctif de l'organisme. La fatigue est la conséquence de tout effort qui se répète ou se prolonge. Les muscles sont soumis dans leurs conditions de fonctionnement à une périodicité qui se manifeste dans tous les appareils du corps; le clignement des paupières en est un exemple dans l'appareil de la vision, car ce clignement est déterminé par le besoin de repos du muscle qui élève la paupière supérieure. Il semble que cette périodicité soit ainsi réglée dans le but de déplacer le mouvement organique dont les tissus sont le siège, et qui ne peut s'exagérer dans un système de l'économie, qu'au détriment des autres.

L'inaction habituelle produit des effets contraires à ceux que détermine l'exercice; le corps se refroidit, les muscles s'amoindrissent, les éléments hydrocarbonés du corps s'accumulent sous forme de graisse; et le mouvement général de la circulation qui favorise, dans l'exercice, le renouvellement des matériaux du corps, se ralentissant dans le repos, les fonctions s'alanguissent par l'affaiblissement des organes.

Les conséquences sont faciles à déduire.

Un exercice modéré est profitable à la plupart des hommes. Excessif, il ne peut être continué longtemps qu'à la condition de ménager au corps des périodes de repos en rapport avec la fatigue et de compenser les déperditions qu'il subit par une alimentation réparatrice, c'est-à-dire composée d'aliments appropriés et véritablement digérés et assimilés par l'organisme.

En plein air, la respiration apportera au sang plus d'oxygène, pour le même nombre d'inspirations; c'est donc en plein air que l'exercice est le plus avantageux: dans un air vicié, il entraînerait plutôt la fatigue, surtout la fatigue des muscles respiratoires. L'air raréfié des hauteurs est moins réparateur que l'air des régions basses, c'est ce qui explique l'extrême fatigue des ascensions. A l'altitude de la vallée de La Bourboule, la différence toutefois n'est pas considérable.

Tel exercice qui sera modéré pour un homme qui

digère bien et dont les organes sont en bon état sera excessif pour celui qui présente les conditions opposées. Il faudra donc, afin d'éviter la fatigue, régler l'exercice sur le degré de vigueur du sujet et sur l'état de ses fonctions *plastiques*, c'est-à-dire sur la manière dont il utilise les éléments qu'il ingère.

Un convalescent, une jeune fille, maigriront par l'effet d'un exercice habituel, qui entretiendrait la vigueur d'un homme robuste.

Il n'est pas bon de prendre de l'exercice aussitôt après le repas. La raison en est que l'exhalation cutanée, quand elle s'exagère, tarit la sécrétion stomacale, et peut-être est-il nécessaire aussi que l'estomac ne soit pas gêné dans ses mouvements, par l'effort les muscles situés à son voisinage, et qui entrent plus ou moins en contraction dans l'exercice.

Quant aux effets de l'exercice sur la pensée, ils sont plutôt salutaires que préjudiciables.

« La marche, disait Rousseau, a quelque chose qui anime et avive mes idées ; je ne puis presque penser quand je reste en place ; il faut que mon corps soit en branle pour y mettre mon esprit. » Il nous semble aussi que la pensée est plus rapide, dans une marche plus rapide ; que lorsqu'on lit en marchant — ce qui, soit dit par parenthèse, est une bien mauvaise pratique — on éprouve le besoin d'accélérer son pas, si l'on veut lire plus vite.

Et s'il était vrai que l'exercice corporel dût quelque peu nuire à la souplesse de l'imagination ; s'il est prouvé que les athlètes sont rarement des hommes d'esprit, il faut en prendre son parti, dans l'intérêt de sa santé ; car, selon le mot du grand Frédéric, « la nature nous a plutôt bâtis pour être des postillons que des savants ».

La promenade en voiture est un exercice ordinairement salutaire, qui, tout en dispensant le corps de mouvements plus ou moins fatigants, y détermine cependant des secousses rhythmiques et des déplacements de liquide favorables aux échanges opérés dans l'intimité des tissus. Les convalescents se procurent, par ce moyen, le bénéfice du changement de lieu, d'un air plus pur que celui de leur appartement et de l'exercice sans fatigue. Il faut toutefois leur épargner les cahots trop violents, et, pour cela, leur choisir une voiture mollement suspendue et un terrain sans inégalités. La vitesse du véhicule doit être modérée, et il ne faut pas prolonger la promenade. De plus, si la voiture est trop hermétiquement fermée, on y établit promptement les inconvénients du mauvais air, et si les portières en sont ouvertes on peut y déterminer des courants d'air qui impressionnent les convalescents bien plus que les personnes en bonne santé. Il convient donc de choisir, pour la promenade, les heures de soleil, et, s'il fait chaud, de la faire plutôt en voiture découverte. La permanence d'une même altitude a aussi ses inconvénients. Outre la fatigue qu'elle entraîne, elle peut être la cause de migraines, qui persistent quelquefois après la promenade. En chemin de fer, on a de la tendance à regarder toujours par la même portière, et la migraine est alors l'effet d'une tension excessive des muscles de la nuque. On la prévient en se tournant d'un autre côté ou en changeant de place dans la voiture. Il suffit d'y songer pour se guérir.

L'abus de la promenade en voiture équivaut presque à l'absence d'exercice. Les cochers, les conducteurs de diligence, les receveurs d'omnibus, etc., présentent toutefois un certain degré d'embonpoint que l'on attribue à la privation de mouvement dans une profession sédentaire à l'air libre. A plus forte raison cet embonpoint se produira-t-il lorsqu'une alimentation abondante et des mets succulents le favoriseront chez les oisifs.

En résumé, courte durée, terrain égal, vitesse modérée, voiture spacieuse, aérée, convenablement suspendue, telles sont les conditions d'une promenade salutaire en voiture.

L'équitation est un exercice qui tient en éveil, à la fois, l'attention et la force musculaire. Il s'en faut que l'homme se comporte à cheval comme un corps inerte et n'effectue de mouvements que ceux qui lui sont communiqués par sa monture. « Il n'en est rien, dit Michel Lévy ; et l'art du cavalier consiste précisément à rompre les colonnes de mouvement transmis par le cheval, à neutraliser, par les attitudes, les effets du choc, à se lier au cheval, sans en recevoir trop d'ébranlement par réflexion et conflit. »

Les effets de l'équitation dépendent du terrain sur lequel s'effectue la promenade, de la vitesse du cheval, de son pas rude ou léger, de son allure. La marche au pas est un exercice salutaire pour les convalescents et les débiles qui peuvent de la sorte se promener au grand air, sans fatigue, à la condition toutefois qu'ils puissent supporter celle qui est inhérente à cet exercice. Le trot peut être nuisible aux personnes atteintes de maladies du cœur, des poumons et du ventre ; mais il est préférable au galop, qui secoue moins, il est vrai, mais qui, en raison de la vitesse, détermine une gêne de la respiration, une activité plus grande de la circulation et entraîne une transpiration aussi préjudiciable aux malades par les déperditions de sueurs qu'elle occasionne que par les refroidissements auxquels elle expose. Le trot à l'anglaise est, lui-même, un exercice violent qu'il faut interdire aux malades.

L'influence générale que l'équitation exerce sur l'économie est véritablement tonique, dit Michel Lévy ;

grâce aux ébranlements qu'elle imprime à tous les organes, elle y favorise la progression des fluides et l'égale répartition des matériaux nutritifs; tandis que la marche, la course, la danse, produisent une excitation quelque peu fébrile; le cavalier qui se porte bien et dont les forces sont proportionnées aux mouvements du cheval n'éprouve point d'augmentation notable dans l'activité de la circulation et des sécrétions; la nécessité de réitérer incessamment les efforts musculaires l'oblige à faire des inspirations plus profondes qui augmentent l'hématose; l'appétit, rendu plus actif, invite à une alimentation plus abondante qui, mieux élaborée, fournit avec luxe à l'assimilation. Ainsi : réduction des pertes organiques, accroissement de la nutrition, tel est le résultat définitif de l'exercice équestre.

Telles sont les conditions de la vie thermale à la Bourboule, conditions dont la plupart lui sont communes avec toutes les autres stations d'eaux minérales, mais qu'il était bon d'indiquer afin de dégager le sujet. Ce qui me reste à dire désormais se classe naturellement sous deux chefs : 1° *les eaux*, 2° *la cure*.

LIVRE II

LES EAUX

J'hésite un peu, je l'avoue, avant de reprendre cette histoire. Depuis dix ans, les détracteurs de La Bourboule ont peu à peu désarmé; on ne voit plus que les travaux grandioses qui ont enrichi la station aient créé des conditions absolument nouvelles; les puits n'ont jamais eu avant cette époque une situation fixe; les cures enviées par des stations rivales n'ont pas toujours été accomplies, comme on le prétendait naguère, au moyen d'une eau fournie par les puits primitifs; le captage adopté n'a pas compromis ces cures; et désormais les établissements nouveaux ont fait leurs preuves. Il est vrai que l'outillage nécessaire à l'utilisation d'une eau chaude puisée à la profondeur de 75 mètres n'atteint pas la perfection idéale; mais où est la perfection en ce monde? Malgré quelques accidents inévitables dans la machinerie, La Bourboule satisfait médicalement sa nombreuse clientèle. Des haines d'antan, je demeure, — depuis que l'indemnité a réconcilié ces belligérants — la seule victime survivante. Je n'avais joué dans cette histoire qu'un rôle plutôt négatif, et cependant, comme aux temps lointains où mon confrère Louis Choussy omettait mon nom sur ses listes affichées des médecins de la station, c'est sur moi que la famille dépossédée venge à sa manière, et d'après les procédés héréditaires, sa souveraineté déchue, et, par ailleurs, compensée pécuniairement. Mal organisé pour ce genre de luttes, je l'ai subie presque sans représailles; et je serais prêt encore à déclarer que l'hôtel patrimonial est le premier de La Bourboule, si c'était là vérité.

J'abrégerai donc aujourd'hui ce qui est relatif à 1 l'*émergence;* 2º l'*origine;* 3º la *nature ;* 4 la *distribution* des eaux de La Bourboule.

CHAPITRE PREMIER

ÉMERGENCE DES EAUX

> « Vallis autem silvestris habebat
> puteos multos. »
>
> Gen., xiv, 10.

Chacun de mes lecteurs connaît plus ou moins ce qu'on a plaisamment appelé « la Guerre des Puits ». On sait que, jusqu'en 1877, les puits rivaux des Choussy et des Mabru-Perrière s'étaient taris tour à tour ; et que la compagnie actuelle, fondée en 1875, a dû accepter des conditions qu'elle n'a pas créées. Ce n'est même un mystère pour personne qu'il n'a pas dépendu d'elle de devancer l'époque où a été signé le marché si onéreux qui a libéré la station.

I. A l'origine, il n'y avait pas de *puits* d'eaux thermales à La Bourboule. Ces eaux sont cependant utilisées depuis un temps immémorial. Tout porte à croire qu'elles étaient connues des Romains. Ils avaient dans le voisinage le bel établissement thermal du Mont-Dore ; et une fosse de l'époque gallo-romaine fut découverte à La Bourboule en 1820. Il n'en résulte pas qu'ils connussent leurs propriétés médicamenteuses. Il suffisait, sans doute, à ces grands amateurs de bains qu'une eau fût chaude pour l'utiliser, car la thermalité naturelle leur économisait le chauffage.

Ensuite, on traverse une période considérable complètement muette sur le village qui nous occupe. Arrivé en 1463, nous trouvons, dans les archives départementales du Puy-de-Dôme, que le seigneur de La Bourboule, Agne IV de la Tour-d'Auvergne, chevalier vicomte de Turenne, seigneur du Mont-Dore, s'engage à faire construire, pour l'usage des habitants de La Bourboule, « une maison de bains », à condition que ceux-ci lui paieront une redevance. Toutefois, ces bains ne servirent qu'à l'usage de ces derniers ou des localités du voisinage, ce qui dura plusieurs siècles. Une tradition prétend que les seigneurs de Murat-le-Quaire, qui l'étaient aussi de La Bourboule, connaissaient l'effet bienfaisant de ces eaux; car ils en faisaient transporter dans leur château de Murat-le-Quaire.

Le petit établissement élevé aux frais des seigneurs de La Bourboule, en 1463, fut agrandi en 1740 et couvert, à cette époque, d'une voûte de 9 à 10 pieds de hauteur. Son bassin mesurait 8 mètres de long, sur 5 mètres de large. Le célèbre historien Dulaure parle de cet établissement dans sa intitulé *Description de l'Auvergne;* il ajoute que, déjà, « on attribuait plus de vertus curatives aux eaux de La Bourboule qu'à celles du Mont-Dore. » (*Gazette d'Auvergne*, n° du 21 juillet 1877.)

A l'époque de la révolution, les eaux étaient encore aux mains des seigneurs de La Bourboule, dont on a pu suivre la succession à travers les siècles.

« Le village de La Bourboule a possédé les mêmes seigneurs que le fief de Murat-le-Quaire, dont il dépendait. Cette dernière terre, qui était très vaste, comprenait une foule d'autres villages, notamment celui du Mont-Dore. Guillaume, comte de Clermont, dauphin d'Auvergne, était seigneur de La Bourboule en 1212-1220. Il donna cette seigneurie, en 1224, à Catherine sa fille, en la mariant à Guichard de Beaujeu, seigneur de Montpensier, mort en 1226. Celui-ci fut père d'Humbert de Beaujeu, seigneur de La Bourboule en partie, connétable de France, mort en 1226, dont la fille Jeanne, dame en partie de La Bourboule, épousa, en 1292, Jean II, comte de Dreux. Pierre de Dreux, fils des précédents, seigneur en partie de La Bourboule, vendit la part qui lui revenait sur cette terre à Louis Ier, duc de Bourbon, lequel la céda à Bertrand III de la Tour-d'Auvergne, dont nous allons parler. L'autre partie de la terre de Murat-le-Quaire appartenait en 1263 à Giraud de Rochefort, propriétaire de la plus grande partie des montagnes du Mont-Dore, lequel, en 1282, vendit cette part à Bertrand III de la Tour-d'Auvergne, qui précède, lequel devint ainsi l'entier seigneur de La Bourboule ».

Agne IV, fils de Bertrand V, de la Tour-d'Auvergne, fit bâtir une maison de bains à La Bourboule. A la mort de sa petite-fille Claudine, La Bourboule passa à Martin de la Tour-d'Auvergne, son cousin-germain, dont la descendante Marie-Jeanne transmit le fief, en 1719, à Nicolas-Louis, comte de la Roche-Aymon.

« Cette dame habita quelque temps La Bourboule, pendant qu'elle faisait bâtir une habitation près de Murat-le-Quaire.

« Henriette de la Roche-Aymon, leur fille, dame de La Bourboule, épousa en 1736 Just-Henri du Bourg de Saint-Polgue, marquis de Bozat, d'une famille noble du Forez, mort en 1793, à Fleurs, victime de la révolution ; elle fut enterrée à Murat-le-Quaire, en 1796. » (*Gazette d'Auvergne*, 21 juillet 1877.)

Vingt-cinq ans plus tard, nous trouvons la maison de bains en la possession de Guillaume Lacoste, qui affirme son droit de propriété par la vente qu'il fait, en 1828, de son établissement à M. Choussy-Dubreuil, oncle du dernier propriétaire.

Il était loin de prévoir alors la prospérité future de la station. Dès 1821, il avait consacré l'abandon des terrains où sont creusés les puits actuels, dans un acte de vente d'une partie de sa propriété ; et, quand a commencé la « guerre des puits », il a pu assister, quelques années, au début de la lutte, sans songer à contester les droits des adversaires de sa famille sur les terrains où les eaux ont véritablement leur origine.

A l'époque dont nous parlons, où aucun puits n'avait encore été creusé, les eaux venaient sourdre à la surface du sol, principalement sur le flanc du *Rocher de La Bourboule*, massif granitique assez élevé auquel sont encore adossés les anciens établissements thermaux.

Ce massif se profile suivant une ligne oblique très voisine de la verticale, et se continue à une profondeur encore indéterminée du sous-sol, avec les terrains granitiques primordiaux, dont la dislocation a frayé à la Dordogne le lit qu'elle occupe encore aujourd'hui.

Au pied de cette muraille granitique se sont superposés deux dépôts d'origine et de nature différentes : la couche supérieure formant le sol actuel de La Bourboule est constituée par du tuf à éléments granitiques ou trachytiques. Elle a une épaisseur variable, encore indéterminée, mais dépassant 120 mètres au niveau des puits les plus profonds.

Entre cette couche et la base granitique primordiale se présente un dépôt en talus de blocs granitiques plus ou moins volumineux détachés primitivement de la montagne et reliés par les tufs qui se sont déposés dans leurs interstices.

D'où qu'elles vinssent, les eaux se faisaient jour à cette époque, entre le massif et le granit fragmentaire, entre celui-ci et le tuf, ou à travers le tuf; et suivaient les directions de moindre résistance. Loin qu'on eût dès lors l'intention arrêtée de faire des tentatives de captage, nous voyons, trente-cinq ans plus tard, l'ingénieur des mines de Clermont, M. Tournaire, exprimer les mêmes craintes qui se sont reproduites avec tant d'éclat de nos jours, et représenter dès lors ces tentatives comme dangereuses. Dans un rapport du 8 octobre 1856, au sujet des fouilles que madame veuve Choussy demandait à faire à La Bourboule, il conseillait des tranchées dans le tuf jusqu'au contact du granit ; il encourageait celles que madame veuve Choussy avait commencées : « une galerie s'appuyant sur le granit et suivant le plan de contact de cette roche et du tuf » était, suivant lui, un travail très rationnel; mais, ajoutait-il, « les puits étroits et profonds et les sondages ne sont pas à conseiller; ils pourraient faire écouler par des fissures intérieures des eaux qu'ils auraient rencontrées près de la surface. »

Il faut se féliciter de ce que l'avis de M. Tournaire n'ait pas été suivi : et le projet que nous avons vu reprendre récemment des galeries « suivant le plan de contact du granit et du tuf » dans l'espoir d'arrêter les sources au passage n'avait pas de chance de succès.

Les sources de cette époque n'avaient qu'un débit très modeste : 34 litres par minute en 1858 (Tournaire), 52 litres en 1866 (Pigeon); la maison de bains ne comprenait que 8 baignoires lorsqu'elle fut vendue par Lacoste; et une demande de déclaration d'utilité publique, adressée par la veuve Choussy en 1857, exprimait l'espoir que « la réunion de toutes les eaux en un seul bassin en porterait aisément le volume à 70 litres par minute. »

La clientèle était aussi fort restreinte. En 1828, les eaux, dit M. Léon Chabory, « n'étaient fréquentées que de quelques paysans ». Dans sa demande de déclaration d'utilité publique, Choussy accuse 228 malades en 1854 ; 250 en 1855; 270 en 1857.

Ces sources bien modestes, on le voit, vont bientôt disparaître d'une manière définitive, sans que la renommée de La Bourboule décroisse un seul jour dans le pays. Bien au contraire!

II. En 1856, c'est-à-dire vingt-huit ans après la vente faite par Lacoste à Choussy-Dubreuil, de l'établissement primitif, l'inauguration du chemin de fer de Paris à Clermont fait affluer les malades au Mont-Dore; la petite station de La Bourboule gagne à la prospérité de sa voisine.

En même temps les convoitises s'éveillèrent. « La pomme de discorde, dit M. Léon Chabory, fut l'établis-

sement d'un hôtel par le propriétaire des sources. »
Toutefois, malgré de vifs dissentiments, l'état de choses
primitif se maintint jusqu'en 1865.

En 1865, La Bourboule comptait sept sources : 1º *du
Grand Bain ;* 2º *Nouvelle ;* 3º *du Bagnassou ;* 4º *du Coin ;*
5º *de la Rotonde ;* 6º *du Communal.*

A cette époque, la station thermale entre dans
une phase nouvelle, par suite d'événements dont
M. le docteur Pradier nous a laissé un récit émouvant.

Aucun décret ne protégeant les propriétaires, et ceux-
ci s'arrogeant, comme hôteliers, des privilèges seigneu-
riaux, les Mabru, leurs concurrents, creusèrent, à
l'instigation de M. Perrière, entrepreneur, un puits dans
leur propre terrain. Ce puits commencé vers la fin de
décembre 1860 avait atteint 30 mètres de profondeur,
le 21 janvier 1867 et il donnait 50 litres d'eau à 35 degrés, en tarissant du même coup les sources de *Bagnassou, Grand Bain, Nouvelle, Coin,* et une source de
la *Galerie,* nouvellement découverte, toutes donnant
ensemble un débit maximum de 44 litres 8 par minute.
La température de ces sources variait de 40º (*Bagnassou*) à 51º (*Grand Bain*). La source de la *Galerie* était
froide.

Un peu plus tard, pendant la saison de 1867, le puits
Mabru débitait environ 100 litres par minute. Il a été
tari depuis par les différents forages qui se sont suc-

cédé, chacun des deux adversaires rivalisant d'activité et accaparant l'eau tour à tour.

A cette époque, le maire de la commune, M. Michel Grandpré, fit intervenir dans la lutte un élément étranger dans la personne de M. de Sedaiges, qui fonda la première compagnie pour l'exploitation des sources communales. Le puits de *Sedaiges* fut creusé à la fin de 1867. Il débitait en 1869 une eau à 30° ou 32° assez abondante et avait tari les sources du *Communat*.

Cependant la lutte Choussy-Perrière continuait toujours. Pendant que Choussy creusait le puits qui porte aujourd'hui le nom de puits Choussy N° 1, Perrière approfondissait celui qui porte son nom jusqu'à 42 mètres sans rencontrer autre chose que des suintements peu importants. Le 3 avril 1868 un trou de sonde creusé au fond du puits Choussy N° 1 fit jaillir à 48 mètres de profondeur une source d'eau à 54°, débitant 156 litres à la minute, en tarissant la source de la *Rotonde* et des *Fièvres*, les dernières qui restaient d'autrefois. L'ancien puits Mabru se réduisit dès lors à 20 litres, en même temps que la température s'y abaissait à 37 degrés. Le puits de Sedaiges ne parut pas influencé.

Après un essai d'approfondissement du puits Mabru qui demeura infructueux, M. Perrière reprit, le 29 avril, l'approfondissement de son puits ; le 19 mai, ce travail rencontra une source abondante et celle qui coulait dans le puits Choussy No 1 diminua beaucoup.

Plus tard Choussy creusa son puits No 2; mais, malgré l'établissement du puits de la Plage, en 1870, et des puits de Fenestre en 1872-1873, lesquels ont donné une eau froide peu minéralisée, la lutte des puits s'est réduite à des épuisements réciproques, suivant que le jeu des pompes des adversaires était plus ou moins efficace.

Plusieurs compagnies s'étaient succédé sans grands résultats pour le pays. On vit même Léonce Choussy adresser, le 21 février 1870, au Conseil municipal de Murat et à la préfecture du Puy-de-Dôme la proposition « d'acheter moyennant 45,000 francs les communaux de La Bourboule », revendiqués plus tard par ses héritiers, « d'y faire des dispositions indiquées sur un plan joint aux propositions ; de revendre certains emplacements à bâtir, à prendre sur une partie de ces communaux. » « Les eaux, disait-il, restant « la propriété de la commune, attendu qu'elles ne se « trouvent ni sur les terrains qu'il est question de « vendre, ni sur ceux concédés par bail à ferme, « mais bien *sur une place publique*, la commune doit, « pour en tirer parti, *les exploiter* elle-même ou les « affermer à un tiers. Je viens donc offrir à la muni- « cipalité de Murat-le-Quaire de les mettre en adju- « dication ou *de me les affermer.*»

Il ne fut pas donné satisfaction à cette demande, la commune étant toujours à la recherche d'une compagnie qui fît les affaires du pays; toutefois les habitants n'entendaient pas tous les choses de la même manière. L'hostilité actuelle de ces bons villageois contre les « étrangers qui viennent piller la localité » cette hostilité était alors bien autrement ardente. Pendant une délibération du conseil municipal, la salle du conseil fut envahie par des gens de La Bourboule et des environs ameutés par les propriétaires des anciens puits et qui pensèrent faire un mauvais parti aux édiles rassemblés (4).

III. La compagnie actuelle, formée en 1875 seulement, au capital de 1,500,000 francs, réunissait dès lors les deux puits de *Fenestre* creusés sur la rive gauche de la Dordogne et tous les puits et sources exploités, depuis plusieurs années déjà, sur la rive droite, par la société de Sedaiges, Mabru et Perrière. Elle a dépensé beaucoup d'argent pour tenter le captage des eaux; elle a créé un établissement thermal nouveau, indépendamment de l'ancien établissement Mabru ; et, pendant deux années, elle a dû continuer la lutte, toute tentative d'arrangement ayant échoué, jusque dans ces derniers temps, alors que, par ses

travaux et ses dépenses, elle avait déjà considérable-
ment augmenté la richesse et la quantité des eaux
minérales de la station.

Il résulte, en effet, du rapport de M. Amiot qu'au
lieu des 35 litres à la minute que débitaient les sources
en 1858 d'après M. Tournaire ; au lieu des 52 litres
qu'elles débitaient en 1866 d'après MM. Pigeon et
Castel, elles en débitent actuellement, dans les seuls
puits de la commune et de la compagnie, 632 litres 7
à la minute.

Les puits existant actuellement, à La Bourboule, les
uns abandonnés, les autres en voie d'exploitation, sont
les suivants :

Dans l'ancienne propriété Choussy :

1° Le puits N° 1, ou puits Léonce Choussy, le plus
voisin de la montagne, tari depuis 1869.

2° Le puits N° 2 appelé successivement pour les besoins de la cause : puits des *Fièvres* (pour rappeler
l'ancienne source de ce nom), et puits du *Déversoir de
la source Choussy.* C'est, à proprement parler, le déversoir du puits *Perrière*, qui le commande. Ce puits est
tari, comme le précédent, quand on épuise le puits
Perrière. Mais, chose digne de remarque, quand on
laisse les puits pleins, l'eau n'a pas, dans les deux, la
même température ni la même saveur au même niveau. Vraisemblablement, la minéralisation doit en
être différente. On saura sans tarder à quoi s'en tenir ;

on suspecte, à tort ou à raison, les dernières analyses de l'eau Choussy, qui seront refaites sur des échantillons dont l'authenticité sera garantie.

Dans les communaux ou les propriétés privées de la compagnie actuelle :

1° Le puits *Mabru* creusé, ainsi que nous l'avons dit, en 1866, et qui, en 1867, débitait 100 litres à la minute, après avoir tari une grande partie des sources primitives dont les dernières furent taries par le forage du puits *Choussy* N° 1. Le puits *Mabru* a été tari lui-même par ce puits N° 1.

2° Le puits de *Sedaiges* creusé en 1867 et approfondi en 1877 jusqu'à 84 mètres. Il donne aujourd'hui 94 litres à la minute d'une eau dont la minéralisation est la même que celle du puits *Perrière*, mais qu'on n'utilise pas pour le moment.

3° Le puits *Perrière* qui a suffi à l'alimentation des établissements dès la saison de 1878 et celle de 1880. Il a été terminé par M. Perrière à 53 mètres de profondeur en 1869. Le forage n'a commencé qu'en novembre 1876; il a été terminé au printemps par M. Lamarle, à la profondeur de 75 mètres. Il commande tous les puits de la station et débite 388 litres 5 à la minute.

4° Le puits de la *Plage* creusé en 1870 jusqu'à 35 mètres et débitant 12 litres 8 à la minute. Ce puits a été approfondi récemment jusqu'à 120 mètres.

5° Le puits de *Fenestre* creusé en 1872-1873. Il recueille deux sources débitant ensemble 138 litres 4 à la minute d'une eau froide contenant par litre 1 milligramme d'arsenic et 2 centigrammes de sels de fer. Le forage atteint ici 161 mètres, à l'heure actuelle.

6° Le puits *Central* dont la compagnie avait tenté le forage en 1879 et qui approfondi déjà à 136 mètres devait avoir pour effet, en atteignant l'eau plus près de l'émergence, d'éviter sa déperdition et d'accroître ainsi les ressources de la station qui, dans l'état actuel des choses, pourrait encore donner 2,500 bains par jour. Le forage de ce puits a plus obscurci qu'il n'a élucidé la question de l'origine des eaux. A la profondeur où l'on est parvenu, on n'extrayait encore que du tuf et des fragments granitiques. On n'avait donc pas atteint le granit massif et l'on a pu acquérir la conviction qu'aucun des puits de la station n'arrivait à ce niveau, contrairement à ce que nous croyions pour la plupart.

Au surplus, voyons ce que nous apprend la géologie au sujet de cette origine des eaux de La Bourboule.

CHAPITRE II

ORIGINE DES EAUX

> « On rencontre en Auvergne la
> preuve d'événements d'une gran-
> deur et d'une magnificence extraor-
> dinaires. »
>
> CH. LYELL, *Géologie.*

Au point de vue géologique, le fait qui domine la situation présente est celui-ci : le puits *Perrière*, foré à 75 mètres commande les puits les plus profonds du voisinage. Le plus voisin, celui du *Déversoir*, est à sec et cependant il est foré à 80 mètres au moins. Le puits de *Sedaiges* a de l'eau, mais elle est moins abondante et ce puits est commandé jusqu'à présent par le puits *Perrière.* Cependant il est foré à 120 mètres. Le puits *central* est dans le même cas et il atteint 136 mètres.

A quoi tiennent ces faits? Le forage *Ferrière* a-t-il rencontré le point véritable d'origine des eaux, est-il possible de capter la source qui alimente ce puits et ceux du voisinage et d'en augmenter le débit par des travaux appropriés? N'est-il pas à craindre, au con-

4.

traire, d'ouvrir ainsi une voie nouvelle à l'eau qui pourrait bien, un beau jour, échapper aux chercheurs et à la station elle-même ? Dans quelles mesures ces forages peuvent-ils modifier l'eau, l'améliorer ou l'altérer d'une manière irrémédiable ? Quel est l'apport des terrains où elle filtre dans sa constitution chimique actuelle ? Quelles relations peut-on établir entre les éléments chimiques de ces terrains et les éléments minéralisateurs de l'eau ? Comment peut-on expliquer ses analogies avec les autres eaux d'Auvergne et sa spécialisation si caractéristique ?

Ce sont là autant de questions dont il serait présomptueux de chercher la réponse dans les données actuelles de la géologie. Les théories les plus invraisemblables ont été successivement émises. Suivant les uns, le massif granitique représenté par la Roche de La Bourboule aurait glissé de Murat-le-Quaire et constituerait un terrain de transport au-dessus duquel on doit trouver des couches de sédiments. On parle beaucoup aussi de la nappe souterraine, que l'on assimile volontiers aux nappes des terrains sédimentaires alimentées par les eaux pluviales et retenues par un sous-sol argileux. D'autres voudraient savoir quelle parenté géologique existe entre le Mont-Dore et La Bourboule et s'étonnent que les procédés de captage ne soient pas identiques dans les deux stations.

Incapable de donner satisfaction à tous les curieux, nous croyons devoir nous borner à exposer, telle que nous la comprenons, l'histoire géologique de la localité.

On distingue à La Bourboule des couches géologiques d'âges divers appartenant à des terrains dont chacun a sa merveilleuse histoire.

Ce sont principalement :

1º Les *tufs trachytiques* mélangés d'éléments granitiques, formant le sol même sur lequel est bâti le village ;

2º Le *granite* et les rochers qui en dépendent ;

3º Des *alluvions tertiaires*, au milieu desquelles serpente la Dordogne et dont on remarque deux dépôts considérables : l'un, en amont, près de Genestoux ; l'autre, en aval, au voisinage de Saint-Sauves ;

4º Les *conglomérats trachytiques ;*

5º Les *basaltes ;*

6º Les *trachytes.*

Examinons-les successivement, en procédant par ordre chronologique.

I. Loin que le Rocher de La Bourboule ait glissé de Murat-le-Quaire, il représente, au contraire, un fragment de la première écorce du globe, et l'un des points culminants des premières assises géologiques de la France centrale.

On sait que notre beau pays de France est l'un des plus anciens du globe. A une époque où toutes nos capitales de l'Europe actuelle étaient, pour longtemps encore, ensevelies sous les eaux, le vieux granite d'Auvergne et de Bretagne étalait au soleil ses masses cristallines que, depuis le jour de leur solidification, les flots n'ont jamais recouvertes. Et, lorsque Paris, Nantes, Bordeaux, Lyon, Marseille, Montpellier, dormaient encore dans les bas-fonds de la mer jurassique, des eaux minérales jaillissaient déjà des fractures de la charpente terrestre, aux alentours de la vieille capitale d'Auvergne.

Ce qu'on appelle aujourd'hui le plateau central de la France était l'un des points culminants d'une île traversée par le 45ᵉ parallèle et placée ainsi à égale distance du pôle et de l'équateur, étendue en latitude du 47ᵉ au 44ᵉ parallèle et coupée par le méridien de Paris en deux parties inégales, dont la plus orientale envoyait des promontoires jusque dans la vallée du Bas-Danube. Le niveau moyen du plateau paraît avoir été de 700 mètres et le Rocher de La Bourboule, comme la roche des Fées, sa voisine, le dominaient sensiblement. Les anciens rivages ont aujourd'hui presque partout disparu sous les dépôts de la mer jurassique que M. Favre a retrouvés jusque sur les hauts plateaux des monts de la Lozère et de la Margeride. Cependant ils sont visibles encore au voisinage même de La Bourboule. Les roches métamorphiques primitives, gneiss et micaschistes, apparaissent de bonne heure au sortir du village. Aux environs de Saint-Sauves se voit un lambeau de grès rouge reposant sur le micaschiste ; c'est le seul échantillon de cette roche que l'on rencontre dans le Puy-de-Dôme.

Ces terrains granitiques qui commencent à La Bourboule s'étendent vers l'ouest au delà des limites du département. Ils s'arrêtent du côté du nord, au voisinage de la route de Laqueuille au Mont-Dore : au sud ils remontent jusqu'à Liornat ; mais à La Bourboule même, ils ne franchissent pas la Dordogne ; les conglomérats trachytiques apparaissant déjà sur la rive gauche du cours d'eau dans les prairies des Suchères, et les terrains du Merle, qui sont devenus le Parc actuel de Fenestre.

Le granite de La Bourboule se distingue nettement des roches volcaniques de la contrée. Le feldspath blanc y domine ; les grains en sont volumineux ; le mica y est d'un noir verdâtre ; le quartz s'y présente en grains transparents. Dans son ensemble, la roche ne diffère pas de celle de Chambon, de Chastreix ; elle est visiblement primaire : c'est le même granite sur lequel reposent les monts Domes et dans lequel est creusée la vallée de la Limagne.

Il n'est pas vraisemblable que le pays ait eu dès l'origine son profil actuel. Le granit primaire a dû subir bien des modifications pendant son passage de l'état pâteux à l'état solide : avant que le sol eût été remanié par les éruptions volcaniques relativement récentes, il a dû subir plusieurs bouleversements indépendants de ces derniers cataclysmes. C'est ainsi que la vallée de la Dordogne est libre en aval des conglomérats qui la remplissent en amont. Au contraire, on voit, au nord de La Bourboule, entre la Gacherie et l'Usclade, un lambeau de granite séparé du Rocher de La Bourboule par un intervalle où ont pu s'insinuer les conglomérats entre deux éruptions basaltiques.

Cette partie de la contrée et même le département du Puy-de-Dôme tout entier restèrent étrangers aux modifications géologiques qui signalèrent la période secondaire, non que la surface du sol ait toujours gardé le même relief, mais parce que les dépôts de cet âge ne pouvaient atteindre les vallées émergées.

Nos sources existaient-elles à cette époque reculée ? Nous sommes disposé à le croire. La fragmentation du granite a commencé sur les flancs du Rocher de La Bourboule dès l'époque de la solidification ; des eaux abondantes émergeaient déjà du sol en ce lieu et désagrégeaient le granite dont la boue tufacée retenait les éléments ; et les éruptions volcaniques de l'âge suivant vinrent y ajouter des cendres qui donnent aujourd'hui au tuf de La Bourboule son aspect caractéristique.

II. Les phénomènes géologiques qui ont transformé le plateau central remontent à la période tertiaire.

Au début de cette période, de grands lacs d'eau douce existaient sur plusieurs points de l'île centrale, qui, depuis, ont disparu sous les laves.

« On rencontre en Auvergne, dit Ch. Lyell, des preuves évidentes d'événements d'une grandeur et d'une magnificence extraordinaires, qui ont profondément modifié la forme et les traits primitifs de la contrée, sans cependant les effacer assez complètement pour que l'imagination ne puisse les rétablir, au moins en partie.

« Par suite de l'émission réitérée de laves, précédée ou suivie d'éruptions de cendres et de scories, de grands lacs ont disparu ; des montagnes élevées se sont formées ; de profondes vallées ont été creusées au travers des masses d'origine lacustre ou volcanique ; et, à une date plus rapprochée de nous, de nouveaux cônes ont surgi dans ces vallées, puis, des rivières ayant été barrées, de nouveaux lacs ont pris naissance ; et plusieurs créations de quadrupèdes, d'oiseaux et de plantes correspondant à l'Éocène, au Miocène et au Pliocène, se sont succédé. Et pourtant la région a conservé une telle physionomie géographique, que l'esprit peut encore se retracer les conditions extérieures et la structure physique qu'elle présentait avant que ces puissants événements se fussent accomplis.

« Il dut y avoir une première période pendant laquelle des lacs spacieux s'étendaient au pied de montagnes d'élévation moyenne, qui n'offraient encore ni les pics élancés ou les précipices du Mont-Dore, ni les contours pittoresques du Puy-de-Dôme, ni ces cônes et cratères qui recouvrent aujourd'hui tout le plateau granitique. Pendant cette première période de repos, des deltas se formèrent lentement; des couches de marne et de sable se déposèrent sur plusieurs centaines de mètres d'épaisseur; des roches siliceuses et calcaires se précipitèrent des eaux de sources minérales; des coquilles et des insectes furent enfouis avec divers débris de crocodiles et de tortues, des œufs et des os d'oiseaux aquatiques, ainsi que des squelettes de quadrumanes, dont quelques-uns du même genre que ceux du gypse éocène de Paris restèrent ensevelis au sein des couches.

« A ces conditions tranquilles succédèrent des éruptions volcaniques; les lacs furent mis à sec, et la fertilité du district montagneux augmenta probablement par la matière ignée qui vint d'en bas se répandre sur le granite stérile.....

« Pendant cette série d'événements, rien n'indique l'intervention de la mer, ni d'autres dénudations que celles produites par l'action des courants lacustres ou des inondations qui accompagnent les tremblements de terre réitérés, alors que le niveau du sol se trouvait modifié sur différents points et que la contrée tout entière était peut-être exhaussée au-dessus de régions voisines. »

Nous avons déjà signalé, au voisinage de La Bourboule, les vestiges de cette époque ; mais toutes ces alluvions tertiaires sont plus ou moins associées à des formations volcaniques.

Les eaux minérales étaient dès lors très abondantes. « D'après leur ressemblance avec les travertins d'Italie, ces roches (les dépôts tertiaires d'eau douce) doivent évidemment leur formation, dit Lyell, aux eaux de sources minérales analogues à celles que l'on voit encore aujourd'hui en Auvergne sortir du granit et précipiter du travertin. »

III. C'est à la fin de la période tertiaire que l'on rapporte l'apparition des volcans de la France centrale. Ils furent, pour la première fois, signalés par Guettard en 1750, puis par Desmarets (13) et l'on n'a pas assez présent le souvenir de la lutte qu'il soutint contre les corps savants de l'époque, entichés de la théorie neptunienne de Werner. Sa carte d'Auvergne est remarquable.

Les volcans d'Auvergne apparurent toutefois à diverses époques successives, et l'homme quaternaire paraît avoir assisté à leurs dernières éruptions (25).

Bien que chacune d'elles semble empiéter en de certains points sur ses voisines ; bien que l'on trouve en beaucoup de points des roches *de passage* qui prêtent à la confusion, on s'accorde assez généralement à distinguer dans leur apparition : 1° l'époque plus ancienne des *trachytes;* 2° l'époque intermédiaire des *basaltes;* 3° l'époque récente des *laves.*

Les trachytes sont représentés aux environs de La Bourboule par le Puy-Gros, et la Banne d'Ordenche, à sa base ; par les plateaux des Charlannes et de Bozat et surtout par le Sancy et les pics avoisinants.

Ce massif des Monts-Dores est la plus ancienne des montagnes volcaniques de l'Auvergne. Il repose sans intermédiaire sur le sol granitique primitif. On pense que le Sancy est le doyen des sept ou huit pics rocheux qui le couronnent. « Peut-être, dit Lyell, n'a-t-il formé, dans l'origine, comme le cratère de l'Etna, qu'une saillie insignifiante relativement à sa grande masse ; et peut-être aussi a-t-il été fréquemment détruit et renouvelé. » Telle est aussi l'opinion de H. Lecoq. Il voit dans le pic de Sancy, le marais de la Dore, la vallée d'Enfer, et celle de la Cour, la gorge de Chaudefour, le roc de Cuzeau, les soupiraux des plus anciennes éruptions. « Le volcan, dit aussi Ramond, était unique et occupait le faîte de la chaîne au voisinage du Sancy. Il a brûlé longtemps et agi avec une continuité et une puissance dont aucun

autre volcan de cette contrée n'offre d'exemple…
Mais l'espace que ses déjections recouvrent semble
peu proportionné à leur abondance ; elles sont toutes
comprises dans un cercle d'assez médiocre étendue
et l'on ne voit pas sans surprise les coulées de por-
phyre s'arrêter à une distance que dépassent beaucoup de laves basaltiques. » Suivant Poulett-Scrope,
les massifs du Cantal, du Mont-Dore et du Mezenc
seraient comme les squelettes de trois énormes volcans à éruptions répétées, « véritables Etnas de ces
siècles reculés ; et quoique la probabilité d'un soulè-
vement ultérieur ait été contestée, tout prouve que la
région a été maintes fois bouleversée depuis les premiers âges. » (POULETT-SCROPE, *Extinct volcanaes of
Central France.*)

Il faut faire une part très grande aussi, dans les modifications du profil géologique, à la dénudation sub-
aérienne ; on sait aujourd'hui qu'en outre de l'égueu-
lement des cratères par les explosions successives,
l'érosion produite par les eaux pluviales est considérable (14) ; mais il ne s'ensuit pas que les cônes à
cratère n'aient pas été soulevés ou affaissés en masse
et la région qui les supporte bouleversée en masse ou
en partie. Pour le Mont-Dore du moins, le fait ne pa-
rait pas douteux et H. Lecoq (1), en particulier, en a
donné des preuves nombreuses et, suivant nous, dé-
monstratives.

Au point de vue chronologique, on s'accorde, avons-nous dit, à considérer les trachytes comme antérieurs aux basaltes, auxquels sont superposées les laves ; mais cette subordination n'existe pas toujours et, sans sortir du Puy-de-Dôme, on trouve des exemples du contraire. D'ailleurs, à quelque point de vue qu'on se place, le classement de ces roches est difficile à faire.

Au point de vue physique, les roches volcaniques, en général, peuvent se diviser en deux catégories, souvent mélangées dans l'éruption ou le transport consécutif aux érosions, comme on le voit aux environs de la Bourboule même. Ce sont : 1º les roches *fondues* en coulées ou en amas : trachytes, phonolites, basaltes, dolérites, laves ; 2º les matières *pulvérulentes*, sableuses, fragmentaires, incohérentes : tufs, pépérites, brèches, conglomérats, etc. (1). Les géologues, avec Bergmann, avaient d'abord groupé sous le nom de roches *trappéennes* un grand nombre d'entre elles qui se présentent dans de certains cas, en grandes masses tabulaires d'étendue inégale, formant ainsi une succession de terrasses ou gradins (en suédois : *trappa*). C'est le cas du basalte dans la contrée qui nous occupe. Cette dénomination est devenue aujourd'hui l'équivalent de celle de roches volcaniques, employée d'une manière générale.

Au point de vue minéralogique, le classement n'est

pas moins indécis. On trouve la même composition chimique à des roches dissemblables, sans qu'on puisse en trouver l'explication. De même, deux laves coulant d'une même montagne à deux périodes séparées diffèrent quelquefois à ce point qu'on a pu en faire deux familles distinctes. Les roches contenant un excès de silice (60 à 80 p. 100) ont été autrefois appelées *acides*, tandis que l'on nommait *basiques* les roches pauvres en silice (45 à 55 p. 100) et riches en bases : chaux, potasse, magnésie, oxydes de fer, etc. Aujourd'hui ces termes n'ont plus de sens et les mots *trachytique* (comme synonyme d'acide) et *basaltique* (comme synonyme de base) ont généralement prévalu (3).

D'ailleurs, la composition minéralogique du *trachyte* le rapproche du granite duquel il diffère surtout par sa structure celluleuse et par l'éclat vitreux de ses éléments (15). On ne saurait, toutefois, y voir du granite réchauffé ; les gaz ont joué aussi dans son éruption un rôle moins important que pendant l'émission généralement plus récente des basaltes et des laves modernes ; mais on ne peut nier leur intervention d'une manière absolue. Les gaz, d'ailleurs, deviennent d'autant plus abondants, que les éruptions ont eu lieu à une époque plus voisine de nous. Le granite ne présente jamais de scories, et celles des porphyres et amphibolites ne sont pas bien évidentes. La seule différence de composition chimique consiste en ce que les granites sont plus riches en silice et en potasse, moins en soude, chaux et magnésie ; mais ces différences sont faibles (1).

Le quartz n'est pas un élément nécessaire du trachyte qui est, d'une manière générale, une roche à pâte feldspathique celluleuse et rugueuse de couleur grise, blanche ou rougeâtre, dans laquelle sont disséminés une foule de petits cristaux de feldspath (ryacolite, anorthite), d'amphibole (hornblende), de pyroxène et de mica-ferro-magnésien (15). Quand les cristaux n'ont pu se souder pendant l'émission, ils sont sortis pulvérulents ; et c'est sous cette forme qu'ils entrent en forte proportion dans les tufs et les conglomérats du Mont-Dore. Si l'adhérence, quoique faible, a eu lieu, on obtient les *domites* des Monts-Domes, souvent dissociés ultérieurement en poussière blanche (Puy-de-Dôme), agglomérés plus tard (grande cascade du Mont-Dore). Si la pâte est à demi fondue, on a les trachytes ponceux (Egravats) ou des ponces à fibre soyeuse. Les éléments : silice, alumine, potasse, soude, chaux, magnésie, oxydes métalliques fondus et mélangés ont pu, pendant le refroidissement, se grouper diversement ; de là les prédominances de silicates d'alumine, de potasse, de soude, de chaux, qui diversement unis constituent les *feldspaths* : de silicates de fer, de chaux, de magnésie qui donnent naissance aux *pyroxènes*, aux *péridots*, aux *amphiboles*, etc. L'obsi-

dienne, le *pechstone* (rétinite) et le *pearlstone* (perlite),
ne sont que des variétés d'un verre volcanique et,
comme le *clinkstone* ou *phonolite*, sont étroitement alliés
aux trachytes (1). On trouve un échantillon de cette
dernière roche en face de La Bourboule où elle constitue un monticule séparé, situé au-dessous d'un filon
de trachyte noir, qui s'est fait jour dans les bois de
sapins. Ce phonolite passe par nuances insensibles
aux conglomérats de la vallée (2).

Le nom de *basalte* est communément appliqué à
toute roche trappéenne de couleur noire, bleuâtre ou
gris de plomb, présentant une texture compacte, uniforme, demi-vitreuse et une cassure conchoïde. Quand
la texture est uniformément cristalline, quoique à
grains très serrés, on lui donne le nom d'*anamésite ;*
on lui donne celui de *dolérite* quand la cristallisation
est grossière, et de *tachylite* quand la roche a l'aspect
de l'obsidienne, dont elle ne se distingue alors que
par une grande densité et plus de douceur (3). Le
plateau basaltique de Murat-le-Quaire est, à proprement parler, doléritique ; les basaltes sont surtout
représentés dans la région par la Roche Vendeix et
le sommet de la Banne d'Ordenche, avec le plateau qui
l'avoisine au sud. Le pic situé entre le Puy-Gros et la
Banne d'Ordenche est également basaltique.

Deux coulées de *conglomérats* trachytiques descen-
dent des Monts-Dores vers La Bourboule. L'une, éma-

née du Pic de la Grange, suit la vallée de la Dordogne jusqu'au village de Genestoux, où elle se bifurque en deux branches dont l'une remonte entre le Puy-Gros et la Banne d'Ordenche ; et l'autre suit la route du Mont-Dore à Murat presque jusqu'à son embranchement sur la route de Laqueuille à Saint-Sauves. Une seconde coulée suit la vallée du Ruisseau du Cliergue et s'étale sur les hauteurs de Pregnoux et de Fenestre jusqu'à la Dordogne et aux prairies des Suchères où elle reçoit une coulée accessoire qui suit la vallée du Vendeix.

Ces conglomérats ont des aspects divers, en ces divers points : tantôt sous forme pulvérulente, tantôt sous forme de brèche à fragments anguleux, tantôt sous forme nettement sédimentaire comme s'ils avaient alors été entraînés et déposés par les eaux. On les trouve pénétrés de dépôts organiques à leur partie supérieure au voisinage du village de Pessy et près de Murat-le-Quaire. Ils englobent les trachytes au Bois de l'Eau Salée et dans un autre point, entre Pregnoux et Fenestre. Sur les deux rives de la Dordogne ils alternent souvent avec la roche originelle.

On attribue la formation de ces roches à l'action de la vapeur dans les flancs du volcan, où elle désagrège les roches ambiantes qu'elle projette ensuite dans l'atmosphère, d'où les débris retombent en pluie autour du cône. On y a trouvé incorporées toutes sortes de roches, même du granit et des calcaires fossilifères. En somme, on y observe toutes les substances à travers lesquelles les gaz dans leur expansion ont pu se frayer un passage. Les torrents provenant des pluies y ont aidé et ce sont eux qui ont transformé les *brèches* primitives à fragments anguleux, en *conglomérats* à fragments plus ou moins arrondis par l'usure des angles. Souvent la dénudation produite par ces torrents a pu aussi mettre à nu les *dykes* trappéens si communs dans la contrée.

Quant aux *tufs*, ce sont les cendres les plus ténues des éjections diversement modifiées au voisinage des roches ambiantes. Les tufs de La Bourboule remontent jusqu'au voisinage de Murat-le-Quaire. Ils sont formés de fragments angulaires à éléments granitiques autant que trachytiques, dont la pâte paraît liée par un ciment calcaire. On les a distingués en allant de bas en haut en : 1° *tufs granitiques* en contact avec le Rocher ; 2° deux couches de *tufs trachytiques*, séparés par 3° un lit de *tufs sableux* entremêlés de fragments de granit ; au-dessus seraient déposées les alluvions contemporaines (A. Henri Voisin et Lamarle) (16) (17).

Les *volcans modernes* sont tous à une certaine distance de la station thermale. Le plus voisin des dépôts qui s'y rattachent se voit dans le communal de Latour ; c'est une triple coulée de *laves inférieures* qui semblent émanées du Puy du Cliergue et du Puy Redon.

5.

IV. Les produits postérieurs aux éruptions volcaniques ont peu d'importance aux environs de La Bourboule ; et, en général, dans tout le massif des Monts-Dorés. Nous ne citons que pour mémoire :

1° Les attérissements de la vallée de la Dordogne.

2° Les dépôts tourbeux qui se forment dans les prairies avoisinant la station thermale et dont l'épaisseur peut atteindre près d'un mètre.

3° Les dépôts névéens : blocs de basalte, de trachyte pyroxénique, de quartz roulé, parsemés aux alentours de Saint-Sauves et de Laqueuille. L'Auvergne ne présente aucune trace réelle des anciens glaciers qui ont abandonné leurs moraines dans les vallées des Alpes et des Pyrénées ; mais, si l'on n'y découvre aucune trace du terrain glaciaire, il y existe de nombreux exemples du terrain névéen. Tout le versant sud du Mont-Dore en offre le caractère et le canton de Latour est presque entièrement parsemé des blocs erratiques qui ont été entraînés pendant ces débâcles réitérées (1).

4° Les travertins ou dépôts d'eaux minérales.

Sur tout cela, sur le granit primordial comme sur les laves éteintes, sur la cime des pics escarpés comme dans le lit humide des vallons, la végétation étend son manteau, troué çà et là, il est vrai, par des échappées rocheuses et laissant voir à nu les osse-

ments anguleux de la terre ; mais partout ailleurs
touffu, verdoyant et constellé de fleurs, qui se hasar-
dent jusque dans les profondeurs des cratères béants.
« Combien de fois, s'écrie Lecoq, charmé des sites
qu'il parcourt, étonné du luxe et de la fraîcheur de
végétation de ces montagnes, le géologue oublierait
pour la couronne de Flore l'étude des mystérieux
phénomènes dont il cherche les causes et les effets.
Mais souvent aussi un rocher fait saillie sous le tapis
des fleurs ; le trachyte ou le basalte se révèlent tout à
coup et l'on se reporte aux temps éloignés où ce sol
vierge venait de sortir du sein de la terre et où le
Créateur n'avait pas encore semé les fleurs qui l'em-
bel ssent aujourd'hui. »

Entre 900 et 1,500 mètres, les forêts de sapins forment une zone que le gazon ne franchit guère, mais,
au-dessous et au-dessus d'elle, les prairies s'élèvent
en épais tapis que décore la flore subalpine...

V. Sous cette végétation, viennent poindre çà et là
des sources d'eau minérale, la plupart du temps inex-
plorées, mais dont quelques-unes sont déjà un fonds
de richesse pour le pays. Le Puy-de-Dôme n'en con-
tiendrait pas moins de 229, provenant : 152 des terrains cristallisés primitifs, 2 des trachytes, 3 des laves,
55 des terrains tertiaires (Nivet). C'est l'un des dé-
partements de France les plus favorisés. En admet-

tant la répartition de M. Jacquot, qui compte seulement 130 sources dans le département, il passe encore avant celui des Pyrénées-Orientales, 100; l'Ardèche, 77; les Vosges, 76; l'Ariège, 69; les Hautes-Pyrénées, 64 (111). Leur émergence s'opère, dit-on, suivant une certaine direction, en rapport apparent avec la situation des volcans. « Les eaux minérales, dit H. Lecoq, sont toujours groupées, ayant une ou plusieurs issues principales; et le nombre des sources subordonnées tient aussi à la propriété que possèdent la plupart des sources calcarifères de boucher et d'obstruer les orifices d'émission; les groupes sont disposés suivant certaines lignes de cassures, et, si les sources s'écartent quelquefois de l'alignement, il n'en est pas de même des groupes, dont le centre marque la direction générale des sources de la contrée, et que l'on peut séparer, comme les cônes volcaniques, en un certain nombre de groupes alignés Nord et Sud. »

Les sources calcaires sont les plus nombreuses, et quoiqu'elles soient plus abondantes dans les districts calcaires, elles ne leur sont pas exclusives et jaillissent indistinctement de toutes les formations. La plupart, sinon toutes, dégagent d'énormes quantités d'acide carbonique, qui décompose la plupart des roches avec lesquelles il se trouve en contact, et surtout celles qui contiennent des éléments feldspathiques. Il rend l'oxyde de fer soluble dans l'eau et contribue à la dissolution de la matière calcaire. Quelques-unes de ces sources sont bouillonnantes par suite du dégagement abondant de ce gaz. La décomposition du granite, qui est l'un des traits frappants des grands districts de l'Auvergne, et que Dolomieu appelait « la maladie du granite » doit être attribuée, sans aucun doute, au dégagement continuel du gaz qui s'échappe par les fissures de la roche.

Entre toutes ces sources, celles de La Bourboule se distinguent par leur thermalité, leur minéralisation et le voisinage du massif granitique d'où elles émergent. Leur origine hypogée ne paraît pas douteuse; elles ont à suivre un trajet des plus anfractueux à travers le granit fragmentaire sous-jacent aux tufs et que les forages n'ont pas dépassé; cependant il ne semble pas que leur contact avec ces roches diverses influe beaucoup sur leur composition ni ajoute beaucoup à leur minéralisation. Le contraire paraît plus probable et il semblerait étrange que, par une exception inconnue, les eaux de La Bourboule s'enrichissent en se rapprochant de la surface du sol. Comme toutes les eaux thermales, elles cèdent des matériaux sur leur parcours par le fait seul de leur refroidissement et de la déperdition de leurs principes gazeux.

Leur thermalité diminue, en effet, suivant la hauteur où on la recherche, preuve certaine qu'elle ne sau-

-rait être attribuée à des actions chimiques développées au sein des roches qu'elles traversent. Au reste, celles-ci ne contiennent pas autre chose que de l'alumine, de la magnésie, de la chaux, de la potasse, de la soude et du manganèse, unis à la silice, et elles ne sauraient céder des éléments qu'elles ne possèdent pas.

Parmi les éléments qui caractérisent nos eaux, il en est un, le chlorure de sodium, dont M. J. Lefort a tenté d'expliquer l'origine. Il admet l'existence de couches de ce sel dans les interstices ou les pores des roches ignées, où il se serait déposé « soit entre deux périodes d'éruption volcanique, soit postérieurement à ces éruptions, ou à la suite des soulèvements dont cette partie de la France offre de si nombreux exemples » (18).

De tous ces principes le plus important est l'arsenic sur l'origine duquel on a beaucoup glosé (16, 18, 19, 20, 21, 23); mais nous n'avons aucune donnée qui soit de nature à nous l'expliquer. Suivant M. Berthelot, cité par M. Nivet (dans *Rapport*, etc.) (16), « l'arseniate soluble contenu dans les eaux de la compagnie tire son origine des profondeurs de la terre... et ne se produit pas au contact des terrains désagrégés, schistes (?) et autres qui sont placés au-dessus du granite. » Un fait semble acquis, c'est que les trachytes de la région ne contiennent pas d'arsenic (24); bien qu'il ait été signalé dans les basaltes du Kaiserthul (110), il n'a pas été rencontré, que je sache, dans nos roches volcaniques d'Auvergne ; elles ne sauraient donc en fournir aux eaux, non plus que les tufs qui ont. la même origine et la même constitution. On ne trouve non plus dans le voisinage aucun des minerais d'argent, de cuivre, de cobalt, de nickel qui fournissent d'habitude l'arsenic minéral. Cependant l'un de mes clients, M. d'Ault, géologue bien connu, a recueilli des échantillons de mispickel dans les granites, derrière la Roche des Fées ; et, suivant lui, les quartz résinites des environs de La Bourboule sont colorés en jaune par du sulfure d'arsenic.

Un de nos confrères, essayant d'expliquer la présence plus considérable du fer dans l'un des puits *Choussy*, l'attribuait aux outils abandonnés, dans ces puits, par les ouvriers, surpris par le jaillissement de l'eau thermale pendant les fouilles. Quelque fantaisiste que paraisse cette explication, elle ne diffère de toutes celles qui ont été successivement émises, que par son extrême simplicité et nous n'avons pas le droit de l'écarter absolument.

D'ailleurs nous sommes de ceux que les caractérisations synthétiques de nos analystes d'eaux thermales trouvent fort incrédules ; et nous nous en tiendrions volontiers au dosage des éléments, s'il ne fallait pas compter avec les interprétations thérapeutiques basées sur les combinaisons supposées de ces principes et la

présence dans les eaux de tel ou tel composé salin
défini.

Au reste, que deviennent ces synthèses de labora-
toire, la plupart du temps théoriques, quand les éléments des eaux arrivent au contact des éléments des
liquides et des tissus vivants? On ne saurait trop le
répéter : c'est par leurs effets d'ensemble que l'on
doit juger individuellement chaque eau thermale, en
dehors de toute systématisation.

CHAPITRE III

> « Hæc est aqua contradictionis. »
> (Num. xx, 13.)

On ne sait trop quelle place assigner à l'eau de La Bourboule dans les classifications proposées pour les eaux minérales.

M. Durand-Fardel (20) les fait rentrer avec celles de Saint-Nectaire dans la troisième classe : *chlorurées bicarbonatées*, de sa troisième famille (CHLORURÉES).

M. Bazin les place en tête de sa cinquième classe : EAUX ARSENICALES, qui se divisent en deux groupes : l'un composé des eaux à base d'arséniate de soude, l'autre de celles à base d'arséniate de fer. Dans le premier, on trouve le Mont-Dore dont la minéralisation arsenicale est quinze fois moindre (arséniate de soude : 0,00096) et bien inférieure à celle de nos sources les moins minéralisées, telles que *Fenestre* Nº 1 (arséniate de soude : 0,00385) et *Fenestre* Nº 2 (arséniate de soude : 0,00418), ce qui n'empêche pas mon excellent confrère, le docteur Boucomont (28), d'exclure

La Bourboule de la classe des eaux arsenicales proprement dites, dans laquelle il n'a placé que les sources du Mont-Dore « parce que ce sont celles où l'effet arsenical est le moins sujet à être altéré par d'autres éléments minéralisateurs! » Dans le premier groupe de M. Bazin, on trouve aussi Plombières dont une source contient 0,0008 d'arsenic. Dans le second groupe, se trouvent la source *Dominique* de Vals qui contient 0,003 d'arséniate de fer par litre, et l'eau de Bussang qui en contient 0,0025. Or l'eau de la Bourboule (source *Perrière*) contient 0,0284 d'arséniate de soude (26).

La vérité est que l'eau de la Bourboule échappe à toute caractérisation générique. M. Martineau qui, dans son *Traité des affections de l'utérus*, a fait une étude très complète des eaux minérales, exprime l'opinion que « sans préjuger la question qui s'agite actuellement sur l'antagonisme du chlorure de sodium et de l'arsenic, les eaux de La Bourboule doivent former une *famille à part* et non une *classe* des eaux chlorurées bicarbonatées. »

La classification la plus récente de Rotureau (41) en fait le type du groupe des chlorurées arsenicales.

Dujardin-Beaumetz et Yvon (80) les qualifient : *chlorurées bicarbonatées arsenicales.*

Nous nous en tiendrons à cette appréciation et nous commençons sans commentaires l'étude des propriétés chimiques et physiques de nos eaux.

§ 1. — COMPOSITION CHIMIQUE DES EAUX.

L'analyse qui fait loi aujourd'hui est celle de MM. Bouis et J. Lefort annexée au rapport de M. Poggiale, lu dans la séance du 28 mai 1878 de l'Académie de médecine et consignée dans son Bulletin. Nous la résumons dans le tableau suivant.

COMPOSITION DES SOURCES MINÉRALES DE LA BOURBOULE
d'après MM. Bouis et Lefort (28 mai 1878)

	SOURCES				
	PERRIÈRE	SEDAIGES	LA PLAGE	FENESTRE n° 1	FENESTR n° 2
Débit (Amiot)..........	388 lit. 5	94 lit. 0	12 lit. 8	98 lit. 2	39 lit.
Température (Lamarle).	À la surface de l'eau 56°.5 Au fond du puits. 60°.1	À la surface de l'eau 45°.5 Au fond du puits. 59°.4	27°.6	19°.1	19°.2
Composition	grammes	grammes	grammes	grammes	gramme
Arsenic métallique......	0.00705	0.00689	0.00193	0.00096	0.00104
Ou Acide arsénique.....	0.01081	0.01054	0.00295	0.00147	0.00159
Ou Arséniate de soude..	0.02827	0.02776	0.00776	0.00385	0.00418
Acide carbonique libre..	0.0518	0.1662	0.2660	0.0336	0.1654
Chlorure de sodium....	2.8406	2.6102	1.7011	0.1626	0.1860
Chlorure de potassium..	0.1623	0.1427	0.1235	0.0129	0.0310
Chlorure de lithium....	indiqué	indiqué	indiqué	indiqué	indiqué
Chlorure de magnésium.	0.0320	0.0243	0.0180	—	—
Bicarbonate de soude...	2.8920	2.1106	1.6265	0.5862	0.9357
Bicarbonate de chaux...	0.1905	0.1501	0.1390	0.0206	0.0234
Bicarbonate de magnésie.	—	—	—	0.0115	0.0048
Bicarb, de protox. de fer.	—	—	—	0.0125	0.0197
Sulfate de soude	0.2084	0.1780	0.1231	0.0218	0.0372
Peroxyde de fer........	0.0021	0.0018	0.0007	—	—
Oxyde de manganèse ...	indices	indices	indices	indices	indices
Acide silicique.........	0.1200	0.1170	0.1000	0.0796	0.0794
Alumine...............	indices	indices	indices	indices	indices
Matière organique......	indices	indices	indices	indices	indices
	6.4997	5.5009	4.0979	0.9413	1.4826

Or, parmi des accusations de tout genre portées contre la compagnie actuelle de La Bourboule, on a relevé celle d'avoir altéré par ses travaux de forage la composition des eaux et d'en avoir ainsi compromis l'efficacité. Nous n'aurions plus à répondre à ces accusations qui sont tombées d'elles-mêmes, s'il n'était à craindre de les voir se reproduire quelque jour, et si elles n'avaient laissé quelques traces dans certains esprits.

M. Jules Lefort, le premier, a émis l'opinion que le résidu fixe, par litre, décroît à mesure que l'on approfondit les puits. Il l'a fait, d'ailleurs, sans intention malveillante et seulement à titre d'avertissement (*Congrès de Clermont*).

M. le docteur Garrigou (29) a été plus loin. Dans une conférence sur Luchon, il avance que les « sources de La Bourboule ont été modifiées dans leur composition par le nouveau captage. » Autrefois, ajoute-t-il, « leur composition variait énormément, puisque les analyses de l'École des mines y signalaient des écarts de 70 0/0 suivant les années pour certains corps simples ; j'ai pu, dit-il, voir moi-même l'arsenic monter pendant un certain temps dans la source *Perrière* à la dose effrayante de 0,013 et 0,016 par litre, puis retomber à 0,0049. » Aussi les cures ne sont-elles plus assurées : « Avant les remaniements qu'elles ont subies, ces eaux ont fourni des cas de guérison excessivement remarquables et souvent même inattendus; mais il ne faut pas croire que l'on puisse produire des révolutions aussi complètes que celles occasionnées par la concurrence... sans que la médication thermale de la station ne donne aux médecins l'obligation de faire une étude nouvelle au point de vue de la clinique locale. Le captage opéré par M. François d'une manière si heureuse, avant l'analyse complète que j'ai dû faire pour la compagnie, a eu le grand avantage de donner enfin à La Bourboule une source qui ne subira plus que des variations restreintes, puisqu'elle est captée dans le granite et qu'elle ne peut plus subir les influences extérieures. » On voit que nous devrions être rassurés pour l'avenir. « Cette source, dit M. Garrigou, possède une minéralisation très complexe et qui désormais restera à peu près fixe; j'ai pu par des procédés nouveaux y reconnaître... la présence du mercure; mais, tandis que l'on accuse dans la composition actuelle de la source *Perrière* 0,007 d'arsenic, je puis affirmer qu'il n'y en a aujourd'hui que 0,005 au maximum d'après les derniers dosages que j'ai opérés en pesant l'arsenic à l'état d'arséniate ammoniaco-magnésien. Ces dosages, conclut notre confrère, permettent de dire que les eaux de La Bourboule sont toujours les eaux arsenicales par excellence; et, à ce titre, elles méritent, dans les affections dermotiques, la confiance qu'on leur a accordée. »

On voit que nous citons textuellement, désireux avant tout de connaître et de dégager la vérité du débat.

La conférence de M. Garrigou n'a pas eu une grande publicité; mais il n'en est pas de même de la lettre circulaire adressée par feu le docteur Choussy, propriétaire de la source de son nom, à la plupart des médecins de France (30). On ne me reprochera pas de troubler le paix de sa tombe. Ce n'est pas ma faute si mon malheureux confrère a laissé des souvenirs compromettants pour le pays même à la fortune duquel il avait d'abord tant contribué; j'oublierais volontiers mes griefs personnels, quoique ses agissements aient trouvé des continuateurs; mais j'ai l'obligation de traiter à fond ce sujet.

« Quant à l'eau que la compagnie retire de ses puits, éloignés de la source, *rapprochés de la rivière*, et qu'on a ingénieusement appelés des *avaloirs*, il est bien certain, dit le docteur Choussy, qu'elle a un goût et des caractères que tout le monde peut constater et qui sont très différents de ceux qu'on connaissait à l'eau de La Bourboule. Un chimiste fort renommé, le docteur Garrigou, que la compagnie avait chargé de faire des analyses réitérées de cette eau, a constaté que sa minéralisation variait d'une manière très importante. Ainsi, après y avoir trouvé 16 milligrammes d'arsenic par litre d'eau, il n'en a plus rencontré que 4 milligrammes. Cela, conclut le document perfide, explique l'émotion des médecins et des malades réduits à se servir de cette eau. Un très grand nombre annoncent qu'ils ne viendront que quand ils sauront que mon établissement fonctionne, et la vérité est que, jusqu'à présent, il est arrivé cet été à La Bourboule moitié moins de monde que l'an dernier... »

En réalité, depuis que je connais la station, la proportion des malades a toujours été en augmentant. J'ai toujours, il est vrai, trouvé une différence très sensible entre l'eau *Perrière* et l'eau de *l'établissement Choussy*, tant au point de vue de la saveur qu'au point de vue de la température, mais je n'oublie pas non plus qu'à cette époque les puits *Choussy* étaient taris, comme ils le sont encore, par l'épuisement du puits *Perrière*, ce qui n'empêchait pas qu'on y alimentât *constamment* d'eau *chaude* une piscine dont la capacité est telle que la compagnie actuelle, possédant cependant la totalité des eaux, renonce à s'en servir au fort de la saison, à cause de l'énorme quantité d'eau qu'elle consomme. Comment se fait-il qu'à l'époque dont nous parlons elle fût toujours pleine et quel intérêt le propriétaire avait-il à y baigner quatre ou cinq malades, ce qui lui donnait une vingtaine de francs de recette quotidienne, au lieu de remplir ses baignoires, où, vu l'enthousiasme fanatique de ses partisans, un grand nombre de gens fussent accourus à l'envi? Cet enthousiasme avait entraîné certains de nos confrères eux-mêmes ; il en est qui n'hésitaient pas à prescrire des bains de piscine ; d'autres poussaient la bonne foi jusqu'à s'y baigner. Il est bien entendu que tous étaient sincères et je n'ai aucune raison personnelle d'en douter. Mais si, dans la station, les médecins eux-mêmes ont pu croire à l'*altération* des eaux actuelles, est-il étonnant que la panique ait été si générale et n'est-ce pas un devoir pour tout le monde de faire le jour sur ce point ?

Les eaux de La Bourboule ont-elles réellement changé de composition depuis les temps anciens et, s'il en est ainsi, comment et pourquoi se sont-elles modifiées ? Je ne crois pas devoir pousser le scrupule jusqu'à discuter la question de savoir si la compagnie dont les puits en exploitation ne sont pas, quoi qu'on en ait dit, plus que ceux de Choussy « rapprochés de la rivière », baigne ses malades dans l'eau de la Dordogne ou dans l'eau thermale.

Duclos est le premier qui ait indiqué la minéralisation des eaux de La Bourboule. Il y signale deux sources : le *Bain* et la *Fontaine*. L'eau du Bain donnait à l'évaporation 1/170 de résidu, composé en grande partie de sel commun (chlorure de sodium) et de 1/20 de principes insolubles, soit, par conséquent, 5, 8 de résidu par litre, contenant 5,5 de chlorure de sodium. L'eau de la Fontaine lui paraissait plus riche en principes solubles (76).

Chomel vient ensuite ; il trouve 1/205 de résidu salin (soit 4,8 pour 1000) et attribue la minéralisation, non plus au chlorure de sodium, mais au *sel nitreux alcalin* (carbonate de soude). Il annonce, en outre, — et le fait nous paraît important à noter — « que cette eau minérale répand une odeur de soufre et de bitume plus sensible que celle du Mont-Dore » (77).

Lemonnier reconnaît à ces eaux des propriétés très purgatives et les attribue au sel de Glauber, quoiqu'il les considère comme minéralisées par une grande quantité de sel marin (78).

D'après Michel Bertrand, l'eau du Bain contient par litre 6 grammes environ de substances fixes, dont 4 grammes de chlorure de sodium (18).

C'est à M. Lecoq que l'on doit les premières analyses méthodiques des eaux de La Bourboule. Ces analyses remontent à 1828. Elles donnent pour l'ancienne source du *Grand-Bain* 5,9965 de résidu sec par 1,000 grammes, plus 1^{gr},9092 d'acide carbonique libre et 0,0755 d'azote. Le résidu contient : 3,9662 d'hydrochlorate de soude, 1,3776 de carbonate de soude, 0,0667 de silice ; 0,0435 d'alumine ; 0,2556 de sulfate de soude ; 0,1889 de carbonate de magnésie ; 0,0112 de carbonate de chaux.

La source des *Fièvres* donne, outre 2^{gr},8230 d'acide carbonique libre, 5^{gr},7632 de résidu sec qui contient : 2^{gr},7914 d'hydrochlorate de soude ; 1^{gr},7766 de sulfate de soude ; 0,1121 de silice ; 0^{gr},0278 d'alumine, etc. (*Le Mont-Dore et ses environs.*)

Vingt-six ans après, en 1854, Thénard reconnaît la présence de l'arsenic, qu'il dose à l'état d'arséniate de soude. Il en recueille 0^{gr},02009, représentant 0^{gr},00850 d'arsenic métallique (20). Aucun changement géologique n'est survenu dans cet intervalle : ce sont les analyses qui ont été défectueuses. L'arsenic n'est pas apparu tout à coup ; sa présence avait été méconnue ; mais les proportions signalées par Thénard ne s'éloignent pas sensiblement du chiffre actuel : 0^{gr},00705.

Les premières analyses de M. Jules Lefort remontent à 1862. Le *Grand-Bain* lui donne : résidu fixe 6^{gr},512 ; chlorure de sodium 3^{gr},3457 ; bicarbonate de soude 2^{gr},2719 ; silice 0^{gr},1093 ; alumine 0^{gr},0301 ; sulfate de soude 0^{gr},2788 ; arséniate de soude 0^{gr},0126 ; acide carbonique libre 0^{gr},3852.

Pour les *Fièvres*, il trouve : résidu fixe 2^{gr},9490 ; acide carbonique libre 0^{gr},0324 ; chlorure de sodium 0^{gr},0298 ; bicarbonate de soude 2^{gr},0455 ; silice 0^{gr},1080 ; alumine 0^{gr},0182 ; arséniate de soude 0^{gr},0717, etc.

Le premier, M. Lefort signale la potasse dans ces eaux. Il la dose à l'état de chlorure de potassium, dont il trouve 0^{gr},2353 dans le *Grand-Bain* et 0^{gr},2213 dans les *Fièvres*.

. Si nous comparons ces analyses, nous sommes tentés de croire que dans l'intervalle la minéralisation s'est enrichie d'une manière générale depuis Duclos, Chomel et Lecoq, pour la source du *Grand-Bain ;* elle s'est appauvrie notablement pour les *Fièvres,* puisqu'elle est tombée de 5,76 (Lecoq) à 2,94 (Lefort). La première des sources a maintenu ses proportions en chlorure de sodium ; mais ce sel est tombé dans la seconde de 2,79 à 0,029. La silice du *Grand-Bain* est tombée de 0,112 à 0,109, ce qui n'est guère ; celle des *Fièvres* a augmenté de 0,06 à 0,10. Particularité plus importante : les 0,020 d'arséniate de soude trouvés par Thénard se sont réduits à 0,012, si l'on prend le *Grand-Bain ;* mais dans les sources des *Fièvres* et de la *Rotonde* on en trouve jusqu'à 0,0717 et 0,0722, c'est-à-dire plus du triple.

Voilà pour les anciennes sources. Où trouve-t-on des preuves de la fixité de la minéralisation à ces époques reculées ? Et si l'on objecte l'imperfection forcée des premières analyses, malgré la signature de Thénard, laquelle veut-on que nous prenions pour point de départ dans notre appréciation des modifications ultérieures ?

Voyons maintenant les sources nouvelles.

Dans l'analyse de la source *Choussy* faite en 1870, nous trouvons les résultats suivants : résidu fixe 5,125 ; arsenic 0,0122 ; soude 2,6534 ; acide chlorhydrique 1,9115 ; acide sulfurique 0,1167 ; silice 0,0500 ; potasse 0,0769.

En 1873, le même Bureau de l'École des mines analyse les sources rivales èt trouve pour la source *Perrière* : résidu fixe 5,11 ; arsenic par litre 0,0048 ; acide chlorhydrique 2,032 ; acide sulfurique 0,1167 ; silice 0,034 ; potasse 0,076 ; soude 2,5696.

Entre ces deux époques, on a fait des forages, on a approfondi les anciens puits ; on a détourné les eaux ; cependant le résidu fixe par litre n'a pas sensiblement varié : de 5,125 à 5,110 ; les eaux se sont appauvries, il est vrai, en arsenic : de 0,0122 à 0,0048 ; et en soude : 2,6534 à 2,569 ; mais, à l'exception de l'arsenic, ces variations ne sont pas considérables. Il pourrait bien se faire qu'elles ne fussent qu'apparentes.

En 1876, M. Choussy fait de nouveau analyser les eaux par le Bureau de l'École des mines. Il annonce par litre : résidu fixe 5,140 (au lieu de 5,125) ; arsenic 0,0075 (au lieu de 0,0122) ; acide chlorhydrique 2,0447 (au lieu de 1,9115) ; acide sulfurique 0,109 (au lieu de 0,116) ; silice 0,042 (au lieu de 0,05) ; soude 2,63 (au lieu de 2,65). Malgré des travaux de toute sorte, les sources ne sont pas appauvries : elles ont plutôt gagné.

Pour la source Perrière, les deux analyses de l'École des mines en 1873 et de MM. Bouis et Lefort en 1878 signalent des différences appréciables. Le résidu fixe est évalué : en 1873 à 5,11 ; en 1878 à 4,93 ; l'arsenic s'est élevé de 0,0048 à 0,00705 ; l'acide sulfurique n'a pas varié ; la soude a diminué de 2,569 à 2,412 ; la silice aurait varié de 0,034 à 0,1200.

Une analyse plus récente est celle de M. Byasson (73) qui trouvait dans l'eau du puits Choussy, en 1883, 6 milligr. 26 d'arsenic ou 8 milligr. 20 d'acide arsénieux par litre.

Enfin MM. Ed. Michel et L. Gautrelet (74) ont comparé récemment les deux puits et donnent les résultats suivants de leurs analyses faites en 1886 :

Choussy : densité 1003,5 ; arsenic métall. 0,0081 ; chlore 1,96 ; acide carbonique total 1,61 ; libre 0,44, Total des sels hydratés à 7,35.

Perrière : densité 1003,3 ; arsenic métall. 0,0076 ; chlore 1,34 acide carbonique total 1,62 ; libre 0,49. Total des sels hydratés 6,81.

Qu'allons-nous conclure de ce parallèle ? Suivant M. Garrigou, les eaux de La Bourboule *qui ont guéri autrefois* ont besoin d'être expérimentées de nouveau, parce que « le captage » a modifié leur composition. Mais quand donc les eaux de La Bourboule ont-elles échoué dans les cures apropriées ? La station a-t-elle cessé de grandir au milieu des luttes ? N'a-t-elle pas augmenté sa clientèle, en même temps que l'abondance de ses sources et la profondeur de ses puits ? De quel captage veut-on parler ? De celui de M. Perrière, de celui de M. François, de ceux de M. Lamarle, lequel a été le plus heureux? Lequel est hermétique ou même suffisant? Autrefois, dit M. Garrigou, la composition variait énormément; mais quand a-t-elle cessé de varier? Thénard trouve 0,008 d'arsenic en 1855; M. Lefort n'en trouve pas plus de 0,00717 en 1862; en 1878, il n'en trouve que 0,00705. Entre temps l'École des mines en trouve : ici 0,00122; là 0,0075; ailleurs 0,0048, dans des puits qui se tarissent réciproquement; et M. Garrigou en trouve, dit-il, de 4 à 16 milligrammes suivant les analyses. Devons-nous croire que cette variabilité est notre état normal? M. Garrigou nous félicite au sujet du captage qui garantit le présent et l'avenir : c'est donc que les eaux ne varient déjà plus; et alors de quoi se plaint-on? Quels échecs notre savant confrère a-t-il essuyés dans les cures qu'il a tentées à La Bourboule pour nous demander une expérimentation nouvelle? Les expérimentations de Guéneau de Mussy et de Bazin n'ont-elles pas été poursuivies au fort de la lutte, et quelles déceptions a-t-on relevées dans leur pratique? Quelles assertions mensongères ou illusoires a-t-on signalées dans leurs écrits? La vérité est que les travaux de MM. Guéneau de Mussy et Bazin ont commencé en 1866-1867, à l'époque où les puits Choussy étaient taris pour la première fois. La vérité est que depuis cette époque La Bourboule a pris le développement que l'on sait; et que l'eau d'expérimentation était fournie par ce qu'on a appelé depuis la source *Perrière*, au puits appelé tour à tour *Déversoir* de la source des *Fièvres*, *Déversoir* de la source *Choussy*, et qui n'a jamais été que le *Déversoir* de la source *Perrière*. Cette expérimentation vaut donc pour *Perrière* ce qu'elle valait pour *Choussy*, ni plus ni moins. Ou le captage a assuré la fixité de la minéralisation, et alors comment M. Garrigou explique-t-il les variations énormes qu'il signale? Ou les eaux varient comme autrefois, et alors en quoi ont-elles changé?

Ayons le courage de le dire : ce qui a changé, ce sont les analyses. Rien n'est délicat comme une analyse d'eau thermale. C'est un travail au-dessus des forces de la plupart des chimistes. L'assertion n'est pas de nous; elle est de M. Dumas qui l'a émise en plein Institut. La plupart des analyses qui ont été publiées étaient hâtives, ou ont été confiées à des mains inhabiles. Les chimistes ont eu à leur disposition de l'eau froide, en quantité trop faible, pauvre en gaz, et ils n'ont pas toujours su en retirer les éléments qu'elle contenait.

Voilà la vérité. Et nous n'en voulons pour preuve que ce qui se passe à propos du mercure de Saint-Nectaire. Nul n'a le droit de mettre en doute le talent éprouvé des chimistes engagés dans le conflit; cependant qui a raison? Nous avons pu voir, à diverses reprises, qu'en ce qui concerne l'Académie des sciences, les chimistes les plus autorisés hésitent à prendre parti et se tiennent sur la réserve. Imitons-les; c'est le plus sage !

L'attention ayant été récemment attirée sur la *lithine*, comme élément des eaux minérales, nous mettons sous les yeux du lecteur les résultats fournis par M. Truchot, qui a évalué la richesse en lithine des eaux de La Bourboule, dans une analyse récente, en les comparant aux autres eaux. Voici ces résultats :

Châteldon : chlorure de lithine par litre : *traces;* Chaudes-Aigues 8 milligrammes; Vic-sur-Cère 8 mill.; Royat (*César*) 9 mill.; Royat (*Romaine*) 12 mill.; Clermont : Source des *Salins* 14 mill.; de *Jaude* 15; du puits *Loiselot* 18, du puits *Boyer* 20; LA BOURBOULE 18; Saint-Nectaire 22; Chatel-Guyon 28; Médague 30; Saint-Allyre 31; Les Roches 33; Châteauneuf 35; Royat (*Saint-Mart* ou *Grande Source*) 35.

On voit que La Bourboule occupe un rang avantageux dans cette série et que la lithine, bien qu'en moindres proportions que dans les sources de Saint-Nectaire ou certaines de celles de Royat, s'y trouve en quantité très appréciable. Ce serait une richesse de plus à l'actif de la station.

Il n'est pas moins intéressant de comparer les eaux de La Bourboule à ses congénères au point de vue de la proportion relative des principaux éléments minéralisateurs.

1° L'eau de La Bourboule est une eau *gazeuse*. Les analyses les mieux faites ne signalent que $0^{gr},518$ de gaz par litre dans l'eau *Perrière;* mais cette évaluation est bien au-dessous de la vérité, en ce qui concerne l'eau consommée dans nos établissements. Le gaz — vraisemblablement de l'acide carbonique — perle dans l'eau des buvettes comme dans celle des baignoires et le corps du baigneur est littéralement enveloppé d'une couche de bulles gazeuses, dans les bons jours, où l'eau arrive chaude de la pompe ou des réservoirs. Nous n'avons pas les éléments nécessaires pour la comparer, à cet égard, aux eaux gazeuses de Condillac, Saint-Galmier, Pougues, etc.; mais nous devions lui assigner une place parmi elles, sous ce rapport.

2° Chomel signalait la présence du *bitume* dans l'eau qui lui avait été soumise. Les analyses ultérieures ne l'ont pas toujours mentionné. Il faut cependant en tenir compte. Il se dépose au fond des puits une certaine quantité de matière bitumineuse qui, dans des circonstances encore mal déterminées, arrive aux buvettes et en ternit l'émail. A la station, les baigneurs et les médecins s'en plaignent; l'avenir nous dira peut-être si ce désagrément n'a pas son bon côté.

3° Le *bicarbonate de soude* est représenté par 2,892

dans l'eau *Perrière*. La Bourboule se place donc à côté de la source *Saint-Jean* de Vals dans la classe des bicarbonatées sodiques à minéralisation *moyenne*. Elle est moins riche que les eaux *fortes* de Vals et de Vichy qui contiennent de 5 à 9 grammes de ce principe. Les eaux d'Ems en contiennent 1,97; Saint-Nectaire 2,311. Celles de Royat, Saint-Alban, le Mont-Dore, Soulzmatt, n'en contiennent pas plus de 1,35 à 0,37. Ce sont des eaux *faibles* (20).

4° Le *bicarbonate de chaux*, représenté à La Bourboule par 0,19, ne l'est que par 0,10 à 1,35 dans les eaux de la classe des bicarbonatées calciques.

5° Le *chlorure de sodium*, qui entre dans l'eau *Perrière* pour un chiffre de 2,8, place La Bourboule dans la classe des chlorurées sodiques *mixtes*, à côté de Saint-Nectaire, Niederbronn, Bourbon-l'Archambault; entre les eaux *fortes* de Balaruc, Bourbonne, Uriage, Kissingen, Kreuznach, Salins et les eaux *faibles* de Luxeuil, Bourbon-Lancy, etc.

6° L'*arsenic* est représenté dans l'eau *Perrière* par 0,028 d'arséniate de soude correspondant à 0,0070 d'arsenic (Louis et Lefort, Truchot, Millot; Riche, etc.) — Or, les autres eaux arsenicales connues en contiennent :

Cransac : 0,00905 de sulfure d'arsenic correspondant à 0,0063 d'arsenic.

Hammam-Meskoutine : 0,0020 d'arséniate de soude,

soit 0,00050 d'arsenic (20) ou, d'après d'autres évaluations : 0,0050 d'arséniate de soude, correspondant à 0,0012 d'arsenic.

Saint-Honoré : 0,00014 d'arsenic ou 0,00018 d'acide arsenieux (73).

La *Dominique* de Vals : 0,003 d'arséniate de soude (31) ou 0,0007 d'arsenic.

La source de Vichy, dénommée improprement le *Bouquet* (31) : 0,002 d'acide arsenique, correspondant à 0,00013 d'arsenic.

Le *Crucifix* de Plombière : 0,00060 d'arséniate de soude, correspondant à 0,0020 d'arsenic.

Bussang : arsenic 0,002.

Le Mont-Dore : 0,00096 d'arséniate de soude, correspondant à 0,00045 d'arsenic (28) ou, d'après Byasson (73), 0,0006 d'arsenic ou 0,00083 d'acide arsénieux.

On voit donc que La Bourboule est de toutes ces eaux la plus riche de beaucoup en arsenic. Un fait singulier, c'est que les États-Unis d'Amérique (32) où la minéralisation des eaux thermales est à la fois si originale et si riche, non plus que l'Espagne, la Suisse, l'Allemagne, l'Autriche, le Caucase, etc., ne présentent pas d'eaux de cette richesse. On se demande par quelle étrange aberration d'esprit certains auteurs, qui ont fait dans leurs classifications une place à part aux eaux arsenicales, en ont exclu La Bourboule. Tel est, nous l'avons dit, M. Boucomont (28) et nous avons exposé les raisons qu'il en donne. C'est le Mont-Dore qui a usurpé sa place. Nous reconnaissons la nécessité de loger quelque part le Mont-Dore, qui, en dépit de sa minéralisation insignifiante, puisque c'est l'eau la moins minéralisée d'Auvergne, n'en produit pas moins des cures merveilleuses; mais nous rappelons que le Mont-Dore contient moins d'arsenic que nos eaux de *Fenestre* que nous laissons se perdre à la rivière. En effet, la source N° 1 de *Fenestre* contient (18) 0,00385 d'arséniate de soude et la source N° 2 en contient 0,00418, soit 0,00096 d'arsenic métallique pour la première et 0,00104 pour la seconde. Or, le Mont-Dore ne contient que 0,00096 de sel, représentant 0,00045 du métalloïde. Si l'on objecte l'abondance des autres éléments dans nos eaux de *Perrière* (28), nous dirons que les eaux de *Fenestre* présentent à cet égard toutes les conditions désirables puisqu'elles ne contiennent que $0^{gr},648$ et $0^{gr},992$ de résidu salin par litre (18), et l'on ne voit pas trop quel principe pourrait entraver l'action de l'arsenic, pas même le fer dont on a tant incriminé la présence dans ces sources, au point d'y voir une cause d'échecs pour les cures actuelles, en raison du refroidissement des eaux *Perrière* par le mélange de l'eau de *Fenestre* dans les baignoires. L'eau de *Fenestre* ne contient pas plus de 0,006 à 0,010 par litre de peroxyde de fer; l'eau du Mont-Dore elle-même contient 0,0207 à 0,0258 de car-

bonate de fer par litre (J. Lefort), ce dont nous félicitons, d'ailleurs, nos voisins sans arrière-pensée ; mais,
en tant que médication arsenicale, nous ne voyons
pas pourquoi l'eau de *Fenestre* ne disputerait pas au
Mont-Dore le monopole qu'il s'attribue.

Nous retrouverons à chaque pas, dans les chapitres suivants, les arguments qui nous ont été opposés
dans cette querelle de voisins, qui est bien la plus
mauvaise de toutes les querelles d'Allemand qu'on nous
a suscitées de toutes parts, des Monts-Dores aux Pyrénées ; pour le moment, nous jugeons inutile d'insister :
arsenicale, chlorurée sodique ou bicarbonatée sodique,
La Bourboule se spécialise, comme d'ailleurs chacune
des autres eaux thermales, non seulement sous le
rapport thérapeutique, mais aussi sous le rapport chimique, ainsi que nous croyons l'avoir amplement démontré ; et, comme médicament, « l'arsenic contenu
dans l'eau de La Bourboule a la même puissance d'action que dans les préparations (pharmaceutiques) à
base d'arsenic. » (JULES LEFORT, Congrès de Clermont.)

Il nous semblerait puéril aussi de rechercher les
analogies de l'eau de La Bourboule avec le plasma du
sang, analogies qui en ont fait la fameuse *lymphe minérale* dont on a tant abusé depuis Gubler. Nous ren-
voyons nos lecteurs à la brochure du docteur
Louis Choussy (30) qui, comparant La Bourboule, le
Mont-Dore, Saint-Nectaire, Ems et Royat, conclut que

« l'eau de La Bourboule tient le premier rang par : *sa température élevée,* — *sa fluidité et sa densité,* — *la somme de ses éléments* minéralisateurs, approchant de *celle du sang,* — *la prédominance extrême de l'élément sodique,* auquel se joignent les autres alcalis : ammoniaque, potasse, oxyde de rubidium, de cæsium, de lithium ; *la prédominance, comme dans le sang, du chlorure de sodium, du bicarbonate de soude* et des *sulfates de soude,* — et la présence de *l'arsenic,* à dose vraiment médicinale. »

§ 2. — CARACTÈRES PHYSIQUES.

L'eau de La Bourboule est limpide et onctueuse. Elle assouplit et blanchit la peau.

Exposée à l'air, elle se recouvre d'une pellicule irisée et se trouble légèrement, par la concrétion d'une matière grasse que l'on a comparée à la glairine et que l'on a bien voulu appeler *Bourbouline,* comme on a dit : *barégine, daxine, pyrénéine,* etc. ; elle a, sans doute, la même origine complexe.

Elle n'encroûte pas les surfaces qu'elle baigne ; mais, lorsque son écoulement est entravé, elle laisse à la longue, sur le fond des réservoirs ou des conduits, un dépôt gris-foncé limoneux extrêmement doux, comme savonneux au toucher (Choussy).

Sur les surfaces où elle coule lentement à l'air libre,

elle favorise le développement d'algues spéciales, qui ont été recueillies par M. Danjoy, et déterminées par M. Paul Petit (38), et qui ne peuvent vivre, paraît-il, que dans cette eau. Ces algues se rapprochent des autres « conferves » reconnues dans beaucoup d'eaux thermales exposées à l'air et à la lumière. Elles appartiennent aux genres *spirulina*, *oscillara*, *nodularia*, *navicula*, etc.

Son odeur paraît tenir le milieu entre celle de l'hydrogène sulfuré et celle de la saumure (Lefort). On a senti, par intervalles, dans les locaux où elle passe et où elle séjourne une odeur alliacée très nettement accentuée (Gubler).

M. Lefort a noté aussi qu'elle a une saveur acidule puis salée; quand on la prend à la source et encore chaude, c'est la saveur saline qui l'emporte; quand elle est refroidie, c'est la saveur acidule qui prédomine. Cette observation est absolument exacte aujourd'hui comme alors. L'eau à la source est d'autant plus facile à boire qu'elle est plus chaude. Le dégagement gazeux y est parfois très abondant. Le corps se couvre promptement dans les baignoires d'une véritable enveloppe gazeuse dont les bulles crépitent avec un bruissement singulier au moment où le corps émerge en totalité ou en partie.

La densité varie de 1005,0 à 1005,3.

L'eau de Fenestre est également claire, limpide,

transparente et gazeuse, mais elle laisse déposer au
fond des vasques un sédiment ocracé, plus prononcé
dans le N° 2. Au goût, cette eau est fraîche, styptique,
astringente, légèrement aigrelette ; celle du N° 2 a
un goût d'encre peu prononcé assez analogue à l'eau
du Mont-Dore (Clérault) (33). Elle est utilisée à La
Bourboule comme eau de table.

La thermalité varie suivant les puits. Nous avons
déjà donné la température observée *au niveau moyen*
des puits par M. Amyot, lors de l'enquête judiciaire
de 1877. Nous l'avons reproduite au tableau ci-dessus
et nous nous bornons à faire remarquer que celle du
fond des puits est supérieure et cette remarque a son
importance, dans le fort de la saison thermale.

D'après M. Lefort, la température des anciennes
sources était :

Grand-Bain 49°; *Bagnassou* 38° ; *Rotonde* 34°3;
Fièvres 30°6; *Communal (Sedaiges)* 25°.

CHAPITRE IV

LA DISTRIBUTION DES EAUX

« Da nobis aquam ut bibamus. »
EXODE, XVII. 2.

Tout serait pour le mieux si l'aménagement des
eaux répondait à leur richesse; mais la distribution
qu'on en a faite laisse encore à désirer. Cependant
on n'a pas épargné l'argent et si les résultats n'ont
pas répondu à l'attente générale, il ne faut en accu-
ser ni le bon vouloir, ni la science des ingénieurs
qui ont conduit l'entreprise. L'œuvre est grandiose,
mais elle pèche par les détails. On a subi des conditions que les péripéties de la guerre des puits
avaient d'abord imposées ; c'est elle qui a obligé à
établir les réservoirs à une trop grande distance des
établissements et à allonger démesurément les con-
duites. Il en résulte que l'eau arrive aux baignoires
et aux buvettes avec des inégalités de température qui
indisposent les baigneurs et qui même ont accrédité
les bruits fomentés dans le voisinage que l'eau des
établissements n'était que l'eau de la Dordogne

7.

chauffée artificiellement. Il semble difficile que de pareilles assertions aient pu trouver crédit dans la station même. Rien n'est plus vrai cependant; et plusieurs des hôteliers partagent ou font semblant de partager ces craintes. Cependant tout se passe ici sous les yeux du public; on n'interdit plus, comme autrefois, l'accès aux puits ni aux machines; il n'y a pas traces des appareils de chauffage qu'exigerait l'obtention d'une température aussi élevée pour une aussi grande masse d'eau; il n'importe! et la propagation de ces rumeurs est l'un des faits qui m'ont semblé le plus étranges parmi le grand nombre d'absurdités que l'esprit d'opposition fait accepter à la crédulité humaine. Avec les femmes surtout, j'en suis arrivé, pour ma part, à ne plus discuter cette question.

Quoi qu'il en soit, il importe de ne pas donner à ces griefs l'apparence de raison. Il importe qu'au plus tôt la compagnie régularise, si faire se peut, l'arrivée de l'eau dans les établissements.

Il ne faudrait pas croire d'ailleurs que ces conditions, exposées ici en toute franchise, soient nouvelles dans la station. Il en a toujours été de même; et l'état actuel des choses, qui s'améliore, nous le savons, chaque année, représente un perfectionnement inestimable de l'état de choses antérieur, dont aucune exposition ne saurait donner l'idée.

Certaines de ces conditions défectueuses sont nées aussi de la force des choses : il faut puiser l'eau de La Bourboule à de grandes profondeurs et l'intervention des machines est un inconvénient qu'on ne saurait se dissimuler. Il ne s'ensuit pas que nous regrettions le temps où l'eau suffisait à peine à entretenir six baignoires dans lesquelles on ne la renouvelait pas toujours. Il n'est pas indifférent au pays, ni à la France entière, que l'on puisse soigner 7,000 ou 400 malades à la Bourboule; nous nous félicitons, au contraire, de ce que l'approfondissement des puits ait accru nos richesses; mais nous exprimons le vœu que l'outillage soit établi sur un pied tel que nous n'ayons à craindre, dans l'avenir, aucune des surprises du passé. La prospérité de la station est à ce prix.

Les établissements actuels (il nous semble désormais superflu de parler des anciens), au nombre de trois, sont, par ordre d'importance : 1° l'établissement *Mabru* affecté aujourd'hui aux bains de 3ᵉ classe ; 2° l'ancien établissement *Choussy* qui sert à la 2ᵉ classe; 3° l'établissement des *Thermes*.

« Les eaux des sources *Perrière* et *Choussy* sont actuellement puisées par de fortes pompes installées dans ces puits pendant la saison thermale, qui les refoulent, soit directement dans les établissements balnéaires pour y être immédiatement employées aux différents services, soit dans les réservoirs d'où elles reviennent ensuite aux établissements avec la pression due à l'élévation de ces réservoirs au-dessus des locaux où elles sont utilisées.

« Ces pompes sont mises en mouvement par des machines à vapeur : celle du puits *Choussy*, par une machine installée sous le hangar même qui recouvre ce puits. — Quant à la pompe du puits *Perrière*, comme ce puits est situé sous la voie publique, c'est par l'intermédiaire d'un puissant câble en fil de fer, d'une longueur de 30 mètres, que son piston reçoit l'impulsion que lui donnent les machines Compound, chacune de 35 chevaux, installées dans le jardin de l'ancienne maison Peironnel (aujourd'hui habitée par le directeur de la compagnie, M. Lamarle, ingénieur).

« Des pompes du système Letestu, comme la pompe *Perrière*, peuvent être placées, pendant la saison, suivant les besoins, dans les puits de *Sedaiges*, de la *Plage* et *Central*. — Ce n'est pas une des moindres curiosités de La Bourboule que l'ensemble de larges galeries souterraines qui partent de ces puits pour aboutir à la galerie principale, plus large encore et haute de deux mètres, qui forme un tunnel sous l'ancienne maison Peironnel. — Dans ces galeries vont et viennent, d'un mouvement alternatif, les câbles qui actionnent les différentes pompes : leurs dimensions permettent aux aides du chauffeur de les parcourir constamment pour graisser les galets qui supportent les câbles et s'assurer du bon fonctionnement des transmissions. Le développement de ces galeries est de 110 mètres. Tout étranger qui en fait la demande est admis à les visiter. L'escalier qui y conduit débouche dans le hangar qui abrite les machines à vapeur...

« L'établissement *Mabru* contient vingt-neuf cabinets de bains, une salle de bains de pieds, une salle de pulvérisation et une buvette... Dans chaque cabinet il y a un appareil de douches locales. L'eau employée vient, à volonté, soit directement du puits *Perrière*, soit des réservoirs creusés dans le rocher. Les douches sont alimentées à l'aide de réservoirs spéciaux en tôle qui dominent les galeries de bains et disposées de façon à ce qu'on puisse, à toute heure, les remplir d'eau minérale à la température prescrite pour les douches.

« L'établissement *Choussy* touche à l'établissement *Mabru*. Quoique de forme irrégulière, il est très bien aménagé. Des cabinets de bains se trouvent au rez-de chaussée et au premier étage. Au rez-de-chaussée il y en a 42 contenant 48 baignoires.

« Dans la partie ouest de l'édifice se trouve un grand vestibule carré, sorte de salle des pas perdus, au milieu de laquelle est la buvette. Autour sont disposés des cabinets de bains et une salle d'installation nouvellement organisée, une élégante piscine pouvant recevoir de vingt à vingt-cinq personnes à la fois, des vestiaires, salles de douches et de vapeur, le bureau de distribution des billets, les salles de douches ascendantes, le chauffoir et l'escalier qui conduit au premier étage. Les cabinets de bains sont vastes, bien éclairés et munis d'appareils à douches. Il en est de même des quinze cabinets du premier étage, qui contiennent vingt et une baignoires. Le premier étage comprend, en outre, une salle de pulvérisation et deux plus petites à l'extrémité est; à l'autre extrémité, au-dessus de la piscine et des salles à douches, sont établis les bureaux de l'administration (34). »

L'établissement des *Thermes*, construit sur les plans de M. Ledru, architecte, est situé sur la rive droite de la Dordogne, au milieu des terrains découverts qui s'étendent le long de la route du Mont-Dore, à une faible distance des anciens établissements et des maisons qui formaient le hameau primitif. Les nouvelles constructions tendent à se grouper autour de lui, sur les deux rives de la Dordogne. En face, sur la rive gauche, se développe le parc de Fenestre qui commence au lieu d'émergence des deux sources de ce nom, dont les eaux, dirigées vers les deux établissements, les alimentent d'eau froide; et d'autre part, aboutissent à des buvettes spéciales.

Pour mettre les *Thermes de La Bourboule* sur un pied d'élégance et de confortable en rapport avec les exigences du temps et les besoins de sa riche clientèle, la compagnie n'a littéralement rien négligé. Elle a voulu que cet établissement fût le premier de son genre et nous pensons qu'elle y a réussi. Nous sommes témoin de l'empressement qu'elle met à appliquer toutes les idées utiles qu'on lui suggère et à s'informer de ce qui se fait de mieux partout ailleurs.

Cet établissement, dont une moitié seulement est achevée, suffit tel quel aux besoins du moment. Complet il figurera un vaste parallélogramme, formé de deux galeries parallèles, reliées au milieu par une galerie plus vaste et à leurs extrémités par deux autres plus modestes. Chaque angle correspond à un pavillon surmonté d'un dôme aussi bien que les deux extrémités de la galerie du milieu. L'intérieur de ces Thermes est décoré avec élégance. Les cabinets et la galerie vitrée qui les sépare sont peints à fresque. Les parois des cabinets sont revêtues de marbre blanc; ils sont pavés en mosaïques; les baignoires sont en fonte émaillée comme celles des deux autres établissements.

Les galeries comprennent 60 cabinets de bains, six salles de grandes douches, deux salles d'inhalation, deux salles de massage, deux salles de humage et de pulvérisation, deux salles de bains de pieds, deux gar-

garisoirs. La galerie centrale et les galeries latérales circonscrivent deux espaces rectangulaires réservés pour l'établissement des piscines. Plusieurs cabinets ont des salons annexés. Il y a des appareils à douches locales dans tous les cabinets.

LA BOURBOULE

ACTUELLE

(PARTIE MÉDICALE)

LA CURE

Ainsi donc l'eau *Perrière* présente actuellement, avec une thermalité à l'origine de 56 degrés 5, la composition suivante, par litre :

	grammes.
Acide métallique	0.00705
ou Acide arsénique	0.01081
ou Arséniate de soude	0.02847
Acide carbonique libre	0.0518
Chlorure de sodium	2.8406
— de potassium	0.1623
— de lithium	indiqué
— de magnésium	0.0320
Bicarbonate de soude	2.8920
— de chaux	0.1905
Sulfate de soude	9.2084
Peroxyde de fer	0.0021
Oxyde de manganèse	indices
Acide silicique	0.1200
Alumine	indices
Matière organique	indices

6.4997

Il ne faut pas baser sur la composition chimique d'une eau minérale son emploi dans telle ou telle maladie ; l'étude de ses propriétés est plutôt empirique et doit l'être, ce qui n'empêche pas les rapprochements que suggère la connaissance des éléments chimiques et de leurs associations.

CHAPITRE PREMIER

EFFETS PHYSIOLOGIQUES DE L'EAU DE LA BOURBOULE.

> « Non te nocebunt aquæ istæ ama-
> rissimæ. »
>
> NUM. V, 15.

I. *Appareil digestif.* — Un phénomène qui s'observe
très communément à La Bourboule, c'est la *diarrhée*,
bien que la *constipation* soit la règle, surtout dans les
premiers jours de la cure. Beaucoup de baigneurs ou
de simples touristes s'en voient atteints à leur arrivée,
avant d'avoir bu une seule goutte d'eau minérale, ce
qui n'empêche pas d'attribuer généralement cette
diarrhée au traitement lui-même. Bien que le traitement produise plutôt l'effet contraire, on rencontre,
en effet, des cas de diarrhée dus à l'usage de l'eau ;
les *coliques* légères, sans diarrhée, sont assez générales ; et la diarrhée n'est alors qu'un degré de plus
dans l'irritation intestinale. Certains malades sont particulièrement impressionnables et ces phénomènes
d'intolérance se produisent chez eux sous l'influence des plus faibles doses. Mais le plus grand

nombre arrivent à boire deux et trois verres d'eau sans en être le moins du monde incommodés. On voit même tous les jours ceux qui dépassent les doses médicamenteuses en ingurgiter des litres sans inconvénients. Toutefois, il n'est pas rare aussi d'observer chez ces derniers des phénomènes d'intolérance véritablement toxiques.

Mais la diarrhée, je l'ai dit, s'observe à La Bourboule chez des personnes qui n'ont fait aucun usage de l'eau minérale. Elle se présente souvent le jour même de l'arrivée dans la station et se reproduit plusieurs fois pendant le séjour qu'on y fait.

Quand je la rapproche de celle que j'ai observée ailleurs, je n'hésite pas à y voir une affection climatérique de la nature de celle que les médecins de l'Inde anglaise ont appelée la *diarrhée des montagnes* et que j'avais désignée, moi-même, avant de connaître leurs travaux, sous le nom de *cholérine des hautes régions*. A Cauterets, on l'appelle *cholérine luchonnaise;* à Luchon, on l'appelle *cholérine pyrénéenne !*

Le nom de diarrhée des montagnes lui convient mieux que tout autre. Cependant, il n'est pas rare de la voir se compliquer d'accidents cholériformes. J'ai eu l'occasion, pendant mon séjour à Cauterets, de donner des soins à l'un de nos confrères, chez qui elle se déclarait à chaque retour dans la station et souvent pendant le cours de la saison. Elle simulait une véritable attaque de choléra avec selles riziformes, vomissements, crampes douloureuses, etc., et j'ajoute que, dans tous les cas que j'ai pu observer dans cette station, autant que dans les pays étrangers, par exemple au Camp-Jacob de la Guadeloupe, le traitement ordinaire du choléra léger est celui qui m'a paru le plus efficace.

Cette indisposition est, dans la plupart des cas, l'effet d'un refroidissement et l'on s'explique ainsi qu'elle soit surtout commune dans les journées orageuses. La tendance que l'on éprouve alors à boire avec excès s'ajoute aux autres influences; mais c'est toujours une forme de cette *diarrhée nerveuse* encore mal définie, dont la diarrhée de la peur est une expression et dont on serait moins tenté de contester la nature, si l'on connaissait mieux les relations intimes du système nerveux avec les appareils des sécrétions.

A La Bourboule, je me borne à la traiter par l'usage des eaux alcalines de Vals, qui prévient l'action irritante du flux diarrhéique sur l'intestin. C'est plutôt un traitement préventif; et l'on a d'ailleurs dans le sous-nitrate de bismuth le moyen de l'arrêter dès son début. Les accidents cholériformes se traiteraient par l'opium, le punch chaud, les frictions excitantes générales, l'application d'un cataplasme sur le ventre, etc.

En dehors de ces accidents, la plupart des malades éprouvent, au début de la cure, une sensation plus ou moins nauséeuse de gêne épigastrique. C'est le

7*.

degré le plus modéré de l'intolérance, qui est combattue, lorsqu'elle se présente, par l'usage des opiacés, à doses minimes.

Sous la même influence, l'appétit, augmenté au début de la cure, diminue dans les jours suivants.

Dans des conditions particulières d'irritabilité de l'estomac, il y a avantage à interrompre le traitement minéral, quand on constate une intolérance véritable. Dans les conditions ordinaires, il ne faut pas s'y arrêter ; et l'on continue la médication, quitte à diminuer les doses. L'eau refroidie serait, dans ce cas, moins irritante.

L'augmentation de la soif est un phénomène très habituel, surtout au début du traitement. Comme elle n'a qu'une durée passagère, les malades font sagement de résister au désir de boire, pour éviter l'inconvénient des boissons excessives et la diarrhée qui pourrait les forcer à suspendre la cure.

Le docteur Choussy a signalé, le premier, une action des eaux *sur le foie*, qui n'est pas sans importance. Trois malades qui n'avaient usé de l'eau minérale qu'en boisson auraient, vers le septième ou le huitième jour de la cure, éprouvé du côté du foie des accidents inflammatoires aigus, lesquels se seraient prolongés pendant plusieurs semaines et auraient finalement abouti à une hépatite suppurée. Je considère de pareils accidents comme absolument exceptionnels. Au moment où j'écris ces lignes, je soigne à La Bourboule un malade qui a été pris d'accidents hépatiques dans le cours de sa cure; mais il ne s'agit visiblement que d'un état catarrhal des voies biliaires; et, dans toute ma clientèle de vieux paludéens de France, d'Algérie ou d'ailleurs, chez lesquels d'anciennes congestions du foie attiraient l'attention sur l'organe, j'ai toujours vu l'appareil biliaire demeurer silencieux pendant le cours du traitement, que j'avais soin, il est vrai, de mener prudemment, comme il est naturel de le faire en pareil cas : il faut toujours examiner le foie chez les paludéens, et se souvenir que la localisation des effets de l'arsenic dans la glande hépatique est l'une des moins contestées.

II. *Appareil respiratoire.* — Chez beaucoup de malades, il se produit, dès le début de la cure, une *fluxion* irritative de la *muqueuse* des fosses nasales, du larnyx et des bronches. Elle se traduit par une toux aiguë, rude, une expectoration presque nulle, dont les produits se détachent difficilement, un coryza caractérisé par des éternuements peu fréquents et l'aspect ambré du mucus nasal, une rudesse respiratoire, une sensation de sécheresse à l'arrière-gorge et généralement de l'insomnie entretenue par cette gêne de la respiration.

Cette disposition fluxionnaire est de courte durée,

dans les cas ordinaires, chez les sujets qui ne présentent pas, d'ailleurs, des prédispositions spéciales. Au contraire, elle peut être, chez les **autres**, le point de départ d'accidents plus sérieux ; et, en général, elle est en rapport, comme fréquence et comme intensité, avec la susceptibilité bronchique du malade.

On peut contenir ces accidents ou les modérer, mais ils rendent extrêmement délicat le traitement des hémoptoïques, des hémophiliques de toute espèce, et des phtisiques, chez lesquels la tendance congestive et inflammatoire est particulièrement menaçante.

Par contre, l'eau de La Bourboule est un modificateur précieux de la disposition catarrhale et, en réveillant des phtisies caséeuses torpides, elle peut provoquer l'élimination de produits pathologiques qui les entretiennent et les aggravent. Toutefois, c'est une tentative hasardeuse que d'exposer des phtisiques, tuberculeux ou non, à cette fluxion momentanée qui peut être le signal d'une recrudescence du travail désorganisateur du poumon.

Quoi qu'il en soit, l'élimination par le poumon ne paraît pas douteuse. Le docteur Martin-Damourette a même constaté l'odeur alliacée de l'haleine de plusieurs malades auxquels il administrait, à Paris, l'eau de La Bourboule ; et cette odeur « d'hydrogène arsénié » lui semble un indice suffisant de la présence de l'arsenic dans les produits de l'exhalation pulmonaire.

Un phénomène facilement appréciable est l'ampleur des mouvements respiratoires qui s'accroît dès les premiers jours de la cure. Les moyens balnéaires employés ont une grande part dans ce résultat. Il s'observe surtout chez les gens affaiblis, anémiés, chétifs, dont le poumon ou la cage thoracique sont plutôt paresseux que malades; mais la disparition de la matité, dans des points jusqu'alors peu perméables, atteste que des portions nouvelles du poumon participent à l'hématose ; et en même temps que disparaissent des toux quinteuses, qui ne sont pas rares chez ces sujets, on entend chaque jour le murmure vésiculaire se rétablir de mieux en mieux dans les parties engorgées, obstruées, ou inertes.

Ces phénomènes sont d'autant plus faciles à suivre que l'administration de l'eau de La Bourboule exige, chez les sujets menacés du côté du poumon (et l'on en trouve parmi ceux dont il s'agit, qui sont déjà indûment condamnés comme poitrinaires), une inspection fréquente de la poitrine. En général, d'ailleurs, on ne doit admisnitrer l'arsenic dans les **cas suspects** que *l'oreille sur la poitrine*, si je puis dire.

III. *Peau.* — Je ne m'explique pas qu'on ait nié l'existence des *éruptions thermales* à La Bourboule. Il est vrai qu'elles manquent dans la grande majorité des cures ; mais elles sont assez communes encore **pour** que tout le monde ait pu les observer. J'ajoute qu'elles sont, pour la plupart, consécutives à l'absorption et dues, sans doute, à l'élimination de l'arsenic par la peau.

Un premier effet de l'eau de La Bourboule, effet qui s'observe aussi bien à la suite des lotions faites à domicile, avec de l'eau transportée, qu'à la suite des bains pris à la station et qui est bien réellement dû à l'action topique, c'est que, dès les premiers jours du traitement, la peau assouplie, nettoyée, débarrassée des croûtes et des crasses parasitaires, *blanchit* d'une manière sensible.

Au delà, les effets varient suivant les dispositions idiosyncrasiques du sujet; et l'on voit des malades atteints de psoriasis, d'eczéma, d'acné inflammatoire, de lupus, prendre impunément des bains et des douches pendant vingt et trente jours de traitement sans qu'aucune *poussée* vers la peau se manifeste chez eux, alors même que les bains sont prolongés, multipliés, activés par des douches locales ou générales administrées sinultanément.

Par contre, il peut s'en trouver d'extrêmement impressionnables, sous ce rapport. J'ai soigné, pendant cette saison même, une femme eczémateuse chez laquelle la peau, indemne à l'arrivée, a manifesté une impressionnabilité telle que l'eau en boisson seule déterminait des poussées excessives; et ces poussées se manifestant surtout au visage et provoquant l'engorgement des ganglions cervicaux, cette malade n'a pu continuer sa cure.

Ici, les effets consécutifs à l'absorption ne semblent pas douteux. L'élimination du médicament par la peau a paru au docteur Choussy se révéler par l'odeur alliacée de la sueur de deux de ses malades, particulièrement aux aisselles, entre le quatrième et le huitième jour de la cure. Il n'a observé le phénomène que ces deux fois ; mais il ajoute que, l'ayant minutieusement étudié chez les deux malades, il l'a trouvé exclusivement subordonné à l'usage de l'eau minérale.

Personne, que nous sachions, n'a signalé la *coloration brune des ongles*, à leur *base*, que nous avons observée plusieurs fois déjà et dans laquelle nous ne pouvons voir autre chose qu'un phénomène d'élimination.

Il est bien certain que l'on voit des malades soumis au traitement arsenical, absorber de grandes quantités d'arsenic, sans qu'il apparaisse aucune trace d'élimination ; M. Ernest Besnier nous a maintes fois rendu témoin de ce fait, dans son service de Saint-Louis ; mais, d'autre part, un seul fait d'élimination bien constatée suffit à la faire admettre, tout au moins comme possible.

Parmi les effets consécutifs à l'absorption, il en est

dans lesquels on ne peut voir qu'une manifestation de suractivité de l'élément vasculaire de la peau ou de surexcitation de son élément nerveux ; certaines exfoliations épidermiques peuvent s'expliquer aussi bien par le lavage de l'épiderme que par une élimination du médicament à travers la peau ; mais, dans tous les cas, on ne peut nier que l'excitation thermale de l'activité fonctionnelle des vaisseaux, des nerfs et subsidiairement des glandes, ne se manifeste d'une manière particulière à sa surface.

C'est ainsi que tous les auteurs ont signalé et que chacun peut observer tous les jours, au moins chez un grand nombre de sujets, une sensation particulière de *fourmillement*, de *chaleur*, de *démangeaison* que M. Gailleton, chirurgien de Lyon, a constatée même après l'usage de l'eau transportée. « A la suite des premiers bains, dit M. Choussy, quelques personnes très impressionnables éprouvent des sensations comparables à celle que procure la faradisation, mais plus disséminées, isolées, rapides et qui diminuent graduellement les jours suivants. Les mêmes personnes et d'autres accusent encore des sensations analogues, les jours où le temps est orageux, pendant le cours de leur traitement. Ces jours-là aussi, l'impression produite sur la peau par le contact de l'eau minérale chaude provoque généralement la surprise et l'impatience de ceux qui s'y baignent. »

Dans les cas où la peau n'est pas saine, ces phénomènes sont bien autrement marqués ; et les démangeaisons de l'eczéma, en particulier, deviennent alors insupportables.

Le docteur Choussy exprimait à ce propos le désir « que les établissements de La Bourboule fussent outillés de manière à permettre d'administrer couramment à ces malades des bains où l'eau minérale serait mélangée d'eau douce ; même des bains d'eau douce pure ou additionnée d'amidon, de tilleul, etc. Cette médication externe purement calmante trouverait aussi, ajoute-t-il, son application dans bien d'autres traitements, en particulier dans celui des affections utérines et vésicales ; et elle permettrait de continuer la cure par l'eau en boisson, qui a par elle-même une puissante efficacité. »

Ces bains sont établis déjà dans d'autres stations thermales et nous pensons qu'en effet ils rendraient chez nous d'excellents services. Pendant longtemps, en présence des bruits calomnieux répandus au dehors de la station et de l'inquiétude des baigneurs dans la station même, plusieurs d'entre nous ont demandé l'ajournement de cette innovation ; mais aujourd'hui nos craintes n'ont plus de raison d'être. On a déjà installé dans l'établissement des Thermes deux ou trois baignoires qui peuvent être alimentées par de l'eau naturelle. Rien n'empêche donc d'y installer de ces bains médicamenteux.

. Dans cet ordre d'idées, on nous promet pour l'an prochain une grande piscine de natation à l'eau naturelle chauffée artificiellement et facile à renouveler ; nous aurons là un moyen de traitement applicable aux enfants chétifs trop facilement excitables et un moyen de distraction hygiénique que ne dédaigneront pas les autres.

On peut rapprocher des effets précédents la *pigmentation* que présente la peau chez certains malades à des époques avancées de la cure et qui contraste avec le blanchiment du début. Cette pigmentation se retrouve après l'exfoliation du psoriasis ; elle a été signalée récemment par Handfond et Dyce Duckwortz (103), à la suite de l'administration interne de la liqueur de Fowler dans des cas de pemphigus ; mais elle n'est pas spéciale à cette médication.

Les *éruptions ortiées* ne sont pas rares non plus. M. Guéneau de Mussy nous citait deux cas d'urticaire véritable qui se sont produits simultanément dans sa clientèle par l'usage de l'eau transportée.

Une éruption, dont j'ai en ce moment même un exemple sous les yeux, est plus spéciale. Elle consiste en de nombreuses et larges papules d'un rouge violacé qui se montrent de préférence sur la peau des mains et qui ne disparaissent que très lentement, lorsqu'elles se sont produites.

Les éruptions de *sudamina* ne seraient, suivant certains de nos confrères, qu'une maladie sudorale, résultant de la suractivité imprimée par la chaleur de l'eau ou la pression des douches au fonctionnement des glandes sudoripares. Quoi qu'il en soit, on voit souvent l'action topique irritative s'arrêter en deçà ; et l'on ne saurait, suivant moi, décider si l'éruption *papuleuse* que l'on observe, en particulier, chez les sujets à peau fine et chez les femmes, autant, sinon plus, à La Bourboule qu'à d'autres stations thermales, résulte de l'action topique ou si elle est consécutive à l'absorption.

Les *poussées conjectives* sont, en tous cas, de beaucoup les plus communes et ne sont pas toujours faciles à modérer. Les éruptions furonculeuses ne sont pas rares; les poussées ganglionnaires peuvent aller jusqu'à la suppuration. Les gerçures de l'eczéma, les vieux ulcères s'enflamment de la même manière au premier contact de l'eau. Toutefois, il ne faut pas s'exagérer la fréquence de cet accident. Depuis que j'observe à La Bourboule, je n'ai encore eu à soigner qu'un cas de lymphangite thermale et un cas d'érysipèle imputables au traitement.

Le contraire est la règle : les suppurations se tarissent, les ulcères se détergent et l'hyperesthésie de certaines plaies ulcérées s'apaise ordinairement, sous le jet de la pulvérisation et plus vite encore sous le jet moins excitant de douche de baignoire. « L'hyperesthésie particulière à des cicatrices difformes, dit M. Choussy, diminue souvent, en même temps que le tissu inodulaire devient un peu plus compacte et plus régulier. Celle des ulcères de mauvais aspect, ulcères scrofuleux et même syphilitiques, s'apaise plus promptement et plus complètement. Les malades **qui**, au début, appréhendaient le moindre contact, arrivent à **très bien** supporter même l'emploi local de la douche, lorsqu'il est jugé opportun. »

Ne serait-il pas oiseux, après ce qui précède, de nous demander, pour répondre à l'une des objections qu'ont mises en avant les médecins du Mont-Dore, de nous demander, dis-je, si l'eau de La Bourboule agit en ceci comme une solution arsenicale ? Si ces effets ne sont pas dus à l'arsenic à quoi faut-il les attribuer ? L'eau de La Bourboule, dont la minéralisation arsenicale est si élevée, déterminerait, dit-on, les effets physiologiques des solutions arsenicales avec une moindre intensité que d'autres eaux, comme celles du Mont-Dore, par exemple, dont la minéralisation arsenicale est quinze fois plus faible, mais dans laquelle l'arsenic ne serait pas « enveloppé » d'éléments chimiques accessoires qui en neutralisent l'action sur les tissus et les organes ! Telle est, je crois, l'expression fidèle de la pensée de M. Richelot, inspecteur du Mont-Dore, qu'il résume par ces deux propositions : « L'eau du Mont-Dore représente la

médication arsenicale ; l'eau de la Bourboule représente la médication chlorurée sodique (36). »

Sans contester les vertus de l'eau du Mont-Dore, il
peut paraître singulier que l'arsenic, « enveloppé »
ou non, reste indifférent dans l'organisme après son
absorption, alors que son action serait si manifeste
au Mont-Dore, où il existe en si faibles proportions,
« L'eau de La Bourboule, disait M. Mialhe, en présentant à la Société de thérapeutique la brochure de
M. Richelot, l'eau de La Bourboule, qui est plus arsenicale, est en même temps chlorurée sodique, ce qui
peut atténuer ses propriétés, puisque l'on s'accorde à
admettre aujourd'hui un certain degré d'antagonisme
entre le sel marin et l'arsenic. » De quelles propriétés
veut-on parler ? Ce n'est pas de la propriété de déterminer des éruptions cutanées puisqu'elles manquent chez beaucoup de sujets auxquels on administre
des solutions arsenicales et que, d'autre part, M. Richelot est presque seul à les contester à La Bourboule.
Ce n'est pas non plus de la propriété de produire des
accidents gastriques, que l'on observe, paraît-il, au
Mont-Dore avec une intensité véritablement alar-
mante, mais qui ne font pas absolument défaut à La
Bourboule. Serait-ce donc de la propriété de guérir
les affections qui relèvent de la médication arsenicale ?...,

> Quoi ! ne pouvez-vous vivre ensemble,
> Mes filles ? Faut-il que je tremble
> Du destin qui ne vous rassemble
> Que pour vous haïr de plus près ?

Le dernier mot du débat nous paraît avoir été dit par M. Gubler. « L'antagonisme entre le chlorure de sodium et l'arsenic n'est que partiel : il a lieu uniquement sur la combustion respiratoire, l'arsenic la modérant et le chlorure de sodium la favorisant comme les sels neutres. En thérapeutique, l'antagonisme entre deux principes actifs n'est jamais complet : on trouve toujours que certains de leurs effets sont synergiques ou différents. C'est évidemment ce qui a lieu pour l'arsenic et le chlorure de sodium réunis dans l'eau de La Bourboule (37). »

Nous n'avons pas abordé la discussion de l'absorption des agents dissous par la peau saine. Aucune observation directe, que nous sachions, n'a été faite à La Bourboule qui puisse contribuer à l'éclairer. En pratique, la plupart des médecins s'obstinent à l'admettre et c'est le parti le plus sage.

IV. *Innervation.* — On peut considérer comme des phénomènes purement nerveux l'*insomnie*, le *malaise*, l'*inquiétude*, l'*énervement* que présentent un certain nombre de malades au début du traitement thermal. Il faut y ajouter le *réveil des douleurs* de toute nature et même leur apparition en des points où elles ne s'étaient pas encore produites, chez les sujets goutteux ou rhumatisants.

Ces phénomènes, dont quelques-uns se produisent sous l'influence des eaux les plus faiblement minéralisées (35), se calment d'ordinaire dans la première semaine de la cure et ne reparaissent plus, chez les arthritiques, qu'après des répits dont l'action thermale a prolongé la durée.

Joints aux accidents de la poussée qui se manifestent de préférence, comme on sait, dans les organes ou les tissus présentant déjà une prédisposition créée par la maladie, ces phénomènes causent souvent un grand embarras au médecin. Les malades se tourmentent, et, craignant une aggravation de leur état, veulent partir. Il faut alors une certaine autorité pour les retenir et leur faire achever la cure. Il n'y a pas que les hypochondriaques qui soient dans ce cas. Tous les nerveux sont la victime désignée d'avance de ces troubles de l'innervation; et, si M. Choussy les a observés chez des malades atteints de cachexie paludéenne, c'est, sans doute, que cette forme compléxe de l'anémie les y prédisposait pour le même motif.

Je ne crois pas qu'il y ait lieu d'y insister davantage.

V. *Circulation et sécrétions.* — Plusieurs des effets

susmentionnés s'expliquent par une suractivité circulatoire.

Telle est la *poussée*, de quelque manière qu'elle se traduise ou qu'on l'interprète. Mais le cœur reste indifférent à l'excitation que subissent les petits vaisseaux du réseau capillaire. Cette excitation semble se disséminer dans l'intimité des organes plutôt qu'elle ne se centralise. Elle se manifeste : du côté des muqueuses par les phénomènes d'irritation laryngo-bronchique qui déterminent la toux, le coryza, la sécheresse de la gorge, la dyspnée des asthmatiques et des emphysémateux ; du côté de l'intestin par la constipation, différente de la diarrhée plus rare, due vraisemblablement à l'action topique de l'eau ingérée ; du côté des centres nerveux par l'anxiété et les phénomènes qui l'accompagnent ; du côté des sécrétions par le coryza, la diurèse ; du côté de la peau par la tendance congestive qui s'établit au niveau de toutes les éruptions. La tendance aux hémorrhagies relève de la même cause. Elle peut se traduire par une augmentation de volume de certains organes parenchymateux, comme je l'ai observé cette année pour la rate, déjà hypertrophiée, d'un paludéen, fait exceptionnel, d'ailleurs.

Ces phénomènes de poussée congestive se reproduisent chez un petit nombre de malades, à diverses phases de la cure, sans qu'il soit possible de rapporter ces exceptions à une catégorie particulière. Elles ne s'expliquent pas davantage par des modifications de la constitution médicale climatérique, car elles ne se généralisent jamais d'une manière appréciable.

Quoi qu'il en soit, elles sont suivies d'un effet inverse qui se caractérise par la dépression des éruptions, le détergement des tissus enflammés, la décoloration des taches, la disparition des douleurs, l'apaisement des démangeaisons, la diminution des produits de sécrétion morbide à la surface de la peau et des muqueuses; et, à ce titre, on est autorisé à considérer ces poussées comme favorables à la cure, bien qu'elles n'y soient pas indispensables et que la guérison puisse s'effectuer d'une manière apparente.

Malgré leur innocuité relative, et quoique le cœur ne prenne pas part à l'excitation vasculaire qui les détermine, on n'en continue pas moins à considérer les maladies des organes centraux de la circulation comme une contre-indication des eaux de La Bourboule. Il nous paraît que cette opinion n'est pas établie sur des bases suffisamment solides et que La Bourboule n'a pas, sous ce rapport, d'autres inconvénients que ceux qui lui sont communs avec toutes les stations thermales.

Le docteur Danjoy (38) a contesté l'action diurétique des eaux de La Bourboule. Il pense que la diurèse est rigoureusement proportionnelle à la quantité d'eau ingérée. Il est en désaccord, en cela, avec la plupart des observateurs, en particulier Dauzat (82). Cependant l'augmentation des urines, dans les premiers jours du traitement, n'est pas contestable. L'envie d'uriner est toujours fréquente; et, s'il est vrai que, sous l'influence de la soif accrue, au début de la cure, on boive plus souvent, il ne paraît pas que l'eau pure détermine l'envie d'uriner, d'une manière aussi remarquable. Le besoin de miction ne semble pas, toutefois, en rapport avec la quantité d'urine contenue dans la vessie; et, dans le cours de la cure, les émissions, pour être plus fréquemment répétées, n'en sont pas plus abondantes. Il faut y voir, sans doute, la conséquence d'une intolérance vésicale particulière.

On a signalé, en effet, une action spéciale de l'eau du côté de la vessie et de l'utérus. Elle se manifeste par une recrudescence de douleurs assoupies, un retour des cystites à l'état aigu, une complication douloureuse des catarrhes utérins; et ces effets n'ont rien de spécial dans ces organes : ils rentrent dans la catégorie des faits généraux que j'ai signalés; et, sagement contenus, ils constituent une condition plutôt favorable à la cure.

Ainsi s'expliquerait, en partie, l'effet anaphrodisiaque que certains de nos confrères attribuent à nos eaux et que d'autres leur contestent. Pour moi, il paraît hors de doute que l'usage de l'eau de La Bourboule (je n'ai pas dit : *de l'arsenic*) excite la sécrétion spermatique, les désirs vénériens et l'érection; et ce sont là, tout le monde en conviendra, les éléments d'une action anaphrodisiaque. En ceci, l'eau de La Bourboule me paraît un antagoniste de l'iodure de potassium, capable même d'une action réparatrice sur les organisations débilitées dans ce sens par le médicament; mais j'ai toujours vu l'impuissance des diabétiques résister à la cure, alors même que la médication diminuait la glycosurie.

Suivant Danjoy (38) l'eau en boisson n'augmente jamais l'excrétion de l'urée; quelquefois la quantité d'urée ne change pas; souvent il y a diminution. Suivant Dauzat (82), le chiffre pathologique de l'urée en plus ou en moins serait ramené pendant la cure « à la moyenne physiologique ». Je tiens de Lecorché, qui a étudié de très près la question, qu'aucune eau minérale, si ce n'est Vichy, ne diminue plus sûrement l'excrétion de l'urée. On peut voir dans le tableau qu'il a publié (85) que la diminution de l'acide urique est surtout remarquable. Elle est régulière et progressive, tandis que le chiffre de l'urée oscille plus capricieusement. « Chez un malade atteint de cancer du gros intestin, la quantité d'acide urique étant de $0^{gr},14$ dans les 24 heures, l'eau de La Bourboule, donnée à la dose de deux verres par jour pendant quatre jours, fit tomber ce chiffre à $0^{gr},11$; $0^{gr},09$; $0^{gr},04$. Cinq jours après la suppression des médica-

ments, la proportion d'acide urique remonta à 0^{gr},15. »
Le chiffre de l'urée pendant les quatre jours d'eau fut
successivement 17^{gr},934 ; 15,372 ; 14,347 ; 18,444 ; le
lendemain de la suppression de l'eau, il montait à
25,620. « Chez deux autres malades, affectés de tuberculose pulmonaire, après un mois de traitement par
l'eau de La Bourboule à la dose de deux verres par
jour, la quantité d'acide urique était tombée, chez
l'un, à 0^{gr},13 ; chez l'autre à 0^{gr},06. » On sait que le
chiffre physiologique de l'acide urique est à peu près
de 0^{gr},30 à 0^{gr},50 pour 1000 grammes.

En général, l'urine excrétée est louche, quelle que
soit son abondance, elle est fortement colorée ; et chez
beaucoup de malades, en particulier chez les arthritiques, elle laisse déposer d'abondants sédiments
d'urates.

VI. *Nutrition.* — Ce médicament, sous sa forme
complexe, est un régulateur de la nutrition. Comme
l'arsenic (84), il ralentit les combustions organiques,
tout en activant la fonction respiratoire : l'arsenic, en
s'offrant lui-même à l'oxydation, préserve les éléments
anatomiques d'une destruction excessive ; et c'est ainsi,
sans doute, qu'il faut expliquer la diminution de l'azo-
turée sous l'influence de la cure.

C'est en ralentissant de cette manière la désassimilation que l'eau de La Bourboule est, comme l'arsenic
(84), un médicament « d'épargne ».

Toutefois, cette action est bornée : l'arsenic ne peut alimenter les combustions que dans une mesure restreinte, en tant qu'élément d'oxydation [1]; mais, en excitant l'appétit, la cure accroît l'apport alimentaire ; et comme la respiration est activée, d'autre part, le mouvement nutritif est en définitive accéléré ; la « nature médicatrice » recouvre son énergie, perdue ou diminuée dans les cas morbides ; et la désassimilation, au lieu de se faire au détriment des éléments vivants, normaux, utilisables, s'étend plus directement aux éléments des processus morbides, qui ne peuvent proliférer que si la vitalité est affaiblie.

Au demeurant, cette action est paradoxale ; l'arsenic est, à la fois, un altérant et un reconstituant ; et nous devons expliquer pourquoi l'eau de La Bourboule, comme d'ailleurs beaucoup d'autres eaux thermales, fait engraisser les gens maigres et maigrir les obèses.

« Sous l'influence de l'eau de La Bourboule, dit M. Choussy, il est très ordinaire que le poids du corps subisse des changements en plus ou en moins. Le plus souvent, les sujets qui n'ont pas dépassé le terme de la croissance augmentent de poids. Ceux qui ont

1. En réalité, l'arsenic se comporte d'une manière assez capricieuse vis-à-vis de l'oxygène. C'est, du moins, ce que je crois devoir conclure des expériences hématoscopiques de A. Hénocque (107) : l'arsenic fait baisser le taux de l'oxyhémoglobine ; mais cette action n'est pas constante.

plus de 25 ou 30 ans diminuent plus habituellement, surtout lorsqu'ils sont polysarciques ou simplement à prédominance du tissu graisseux. D'autres, qui étaient en voie de décroissance rapide, s'arrêtent ou au moins se ralentissent sur cette pente. La mesure de diminution de leur poids devient de moins en moins forte. Tels sont du moins les résultats qui ressortent des pesages nombreux que j'ai effectués jusqu'à présent... Sous son influence, les ulcérations tendent à se cicatriser, des cicatrices vicieuses à se raffermir : les enfants dont une partie du corps, une jambe, une cuisse, un bras, une épaule, etc., a subi un arrêt de développement, regagnent peu à peu ce qui leur manquait dans ces parties; le cal tend de même à se former dans les cas de fracture non consolidée, les os à se raffermir dans les cas de rachitisme... D'un autre côté, en même temps qu'on voit, à La Bourboule, les sujets âgés, chez qui l'accumulation du tissu graisseux sans profit pour la force témoigne seulement d'un amoindrissement de la vitalité, se débarrasser de ce produit d'ordre inférieur; en même temps qu'ils reconquièrent l'intégrité de leurs fonctions : appétit, digestion, sommeil, forces générales, etc., il faut noter que les empâtements œdémateux s'effacent, aussi bien que les engorgements vasculaires chroniques des muqueuses et des parenchymes; les ganglions tuméfiés entrent en résolution; les périostites et les ostéites chroniques tendent à se dissiper ; les séquestres osseux se détachent, les cals difformes s'atténuent, les raideurs articulaires s'assouplissent ; et même dans beaucoup de cas où on avait pu croire à une ankylose définitive, par exemple après la contention prolongée d'une articulation dans un appareil immobilisateur, à la suite d'une fracture, la mobilité articulaire se rétablit, les épaississements osseux et fibreux, même les dépôts tophacés, qui obstruent et déforment les articulations dans les formes atoniques de la goutte, ainsi que dans le rhumatisme chronique, entrent manifestement en résolution. »

L'effet réparateur des eaux de La Bourboule est surtout remarquable chez les cachectiques ; il est peu de malades, même les phtisiques les plus avancés, qui n'y retrouvent un élément de vigueur, plus ou moins durable ; et, au sujet de la polysarcie, je ferai la remarque que tandis que l'eau de La Bourboule est le médicament par excellence des enfants chétifs, ceux qui sont affligés d'une polysarcie précoce n'en éprouvent pas la même amélioration que les polysarciques plus avancés en âge, chez qui l'accumulation de graisse coïncide avec une sorte d'apathie des organes essentiels à la vie.

On a tenté fréquemment de définir quel était celui de ses éléments auquel l'eau de La Bourboule devait surtout ses qualités reconstituantes. Pour plusieurs, c'est au chlorure de sodium. Mais il est à noter que la double action paradoxale que nous reconnaissions à l'eau de La Bourboule a surpris également les observateurs qui l'ont constatée dans les effets de la médication arsenicale et qui ont eu à l'interpréter au sujet de cet agent, à la fois, altérant et réparateur comme elle.

Je reprendrai toutes ces questions, mais, d'après G. Sée (84), « c'est à l'arsenic qu'il faut rapporter l'action de certaines eaux minérales, dont la composition était restée longtemps inconnue ou douteuse; nous avons en France, dit-il, un bon nombre de sources qui contiennent des traces d'arsenic; il ne pouvait être question que de celles qui renferment de l'arsenic en quantité appréciable, comme La Bourboule, en même temps chlorurée sodique, le Mont-Dore très faiblement minéralisé, Royat, qui possède une source ferro-arsenicale et une autre alcaline à la façon d'Ems. »

CHAPITRE II

INDICATIONS

> L'arsenic est un de ces protées
> pharmaco-dynamiques qui, comme
> l'antimoine, le mercure, l'iode,
> l'ammoniaque, le quinquina,
> l'opium, l'ipécacuanha, la digitale,
> etc., réalisent, entre des mains ha-
> biles, de nombreux effets thérapeu-
> tiques, relevant souvent de médi-
> cations fort différentes.
>
> DELIOUX DE SAVIGNAC.

Les indications d'un médicament se déduisent de la nature de ses éléments, de la constatation de ses propriétés physiologiques ou de l'expérimentation clinique. En fait d'eaux thermales, le premier mode me paraît illusoire ; il convient de combiner les deux autres. Il faut, tout en tenant compte de l'expérience acquise, se servir des notions de l'effet physiologique pour essayer d'étendre le domaine thérapeutique de l'agent médicamenteux ; mais l'expérimentation clinique doit juger en dernière analyse. Or, si c'est à nous, médecins des stations thermales, qu'il appartient surtout d'étudier l'action physiologique, ce sont, en définitive, les médecins étrangers à la station qui peuvent le mieux juger de la portée du remède que nous avons appliqué chez leurs malades. On ne s'étonnera donc pas qu'ayant utilisé les travaux de mes confrères de La Bourboule sur le premier point, je m'appuie, de préférence, ici, sur les travaux de nos confrères étrangers pour établir les indications de la cure, dont ils peuvent mieux que nous apprécier les résultats ultérieurs. C'est une bonne fortune pour notre station thermale qu'elle ait été surtout patronnée par des maîtres éminents et que l'impulsion qui l'a conduite où elle est arrivée lui soit venue du dehors. Je remercie ceux d'entre eux qui ont bien voulu préciser pour cette nouvelle édition de mon livre les indications qui nous manquaient dans quelques maladies plus ou moins spécialisées.

§ 1. — DIATHÈSES ET CACHEXIES.

La cure à La Bourboule, et c'est le cas pour toutes les cures thermales, représente avant tout une médication diathésique. Toutefois, il ne s'ensuit pas que cette médication ne remédie pas à des états localisés, indépendants de toute généralisation constitutionnelle. Nous sommes de ceux qui pensent que, en France notamment, on a trop de tendance, de nos jours, à voir partout des diathèses. Assurément il est peu de maladies qui, après un certain temps de durée, n'altèrent la constitution d'une manière générale, mais il faut réserver la qualification de maladies diathésiques à celles dans lesquelles cette altération est nettement définie et toujours la même dans sa multiplicité, de telle sorte qu'une localisation diathésique, ne reconnaissant pas d'autre cause prédisposante que la diathèse, ait sa physionomie tranchée et demeure toujours identique à elle-même. La prédisposition diffère de la diathèse en ce sens que, dans celle-ci, l'économie est déjà foncièrement malade; mais la diathèse n'est en définitive qu'une prédisposition maladive, résultant d'une viciation préalable des tissus ou des humeurs. Que cette disposition existe en réalité, que des localisations morbides se groupent, s'associent, se succèdent sous une influence synthétique qui leur est commune, on n'en saurait douter; et je dirais, parodiant un mot célèbre : un peu de clinique éloigne de la croyance aux diathèses; beaucoup de clinique y ramène! Mais aucune des diathèses n'est exclusive d'une autre diathèse; les diathèses peuvent s'associer ou se compliquer comme s'associent et se compliquent les localisations d'une même diathèse; la doctrine des diathèses, en France du moins, a joué un grand rôle dans la thérapeutique hydrothermale; c'est elle qui a spécialisé les stations; mais ces spécialités tendent à se confondre, dans la pratique, en une foule de circonstances où la caractérisation diathésique est demeurée à ce point indécise que les maîtres ne s'accordent pas pour la déterminer. C'est ainsi que nous voyons journellement des malades, atteints de ces maladies chroniques, qui font le désespoir et aussi la fortune des professeurs en diathèses, nous arriver avec des diagnostics essentiellement différents. Ils ont passé par plusieurs stations avant de nous venir et ils doivent en user d'autres encore, s'ils n'ont consulté qu'un maître par saison ; car s'ils en ont vu successivement plusieurs, leur embarras est grand entre les Pyrénées, les Alpes, les Vosges ou l'Auvergne.

Ainsi donc, nous n'attachons pas plus d'importance qu'il ne convient aux distinctions fondées sur les diathèses. Ces distinctions sont le plus souvent illusoires : « Les diverses diathèses, dit Grasset (88), n'ont pas de symptômes pathognomoniques. » Quand on a reconnu telle ou telle d'entre elles, il est sage d'en tenir compte ; mais l'indication ainsi posée ne saurait être exclusive.

D'autre part, les cures thermales en général, la cure arsénicale, à La Bourboule en particulier, remplissent la principale des conditions du traitement antidiathésique, qui « doit surtout être chronique comme la maladie à laquelle il s'adresse, c'est-à-dire qu'il doit être lent, progressif et prolongé... Il faut de la patience et de la persévérance pour modifier un

tempérament morbide. Il faut se garder de limiter...
la thérapeutique aux périodes de manifestations actives. C'est aussi et surtout dans l'intervalle des poussées qu'il faut continuer le traitement antidiathésique... Souvent on fait disparaître complètement et
radicalement la tare diathésique. D'autres fois, on ne
peut obtenir qu'une amélioration d'état... En diminuant la gravité de la maladie, on retarde le développement de la cachexie » (88); et, dans tous les cas,
en réparant les forces, on relève et on augmente la
résistance du terrain; il y a une prophylaxie de l'affection dans la diathèse établie. Quand la manifestation diathésique a disparu, il reste la disposition
morbide; et si surtout l'on n'y voit, avec Bouchard (87),
qu'un ralentissement de la nutrition, une *bradytrophie*
suivant le mot de Landouzy (112), il semble que l'eau
de La Bourboule puisse entrer en première ligne
parmi les plus efficaces des remèdes que l'on peut lui
opposer.

I. — Lymphatisme et scrofulose.

(Maladies des enfants.)

Je définirai la scrofule un état maladif enté sur une
constitution lymphatique, et caractérisé par l'exubérance des liquides blancs et des organes qui les char-
rient ou les emmagasinent. Elle diffère du rachitisme

en ce que le caractère de celui-ci est la misère organique, tandis que, dans la scrofule, la dégénérescence
résulte d'une hyperplasie anormale; l'appauvrissement
de l'organisme n'est que relatif et n'est que la conséquence d'un défaut d'équilibre. Si la scrofule peut engendrer la tuberculose, elle s'en distingue de la même
manière en ce que les tubercules peuvent naître de
toutes pièces en dehors de toute prédisposition strumeuse ; si la misère organique qui résulte de la diathèse scrofuleuse peut être l'occasion d'une nécrobiose
tuberculeuse, cette terminaison, bien loin d'être fatale
et inévitable, est plutôt l'exception que la règle dans
l'évolution de la scrofulose.

Le lymphatisme et la scrofule ont été dés le début
et sont demeurés au premier rang des affections dont
la guérison a établi la renommée de La Bourboule.

« Les eaux de La Bourboule, dit le docteur Rotureau (41), sont indiquées spécialement contre la scrofule *à toutes ses périodes*, depuis le lymphatisme
jusqu'aux caries et aux nécroses osseuses accompagnant le degré le plus avancé de la diathèse strumeuse.
Les observations publiées par le docteur Peyronnel,
les résultats très remarquables que nous avons pu
constater nous-même, la réputation dans toute l'Auvergne, et particulièrement à Clermont-Ferrand, des
eaux de La Bourboule contre la scrofule, ne peuvent
laisser aucun doute sur leurs vertus précieuses dans

cette affection. Michel Bertrand y envoyait tous ses malades, et Mercier (de Rochefort), qui a dirigé pendant plusieurs années le traitement hydro-thermal à l'établissement de La Bourboule, a aussi constaté leur puissante action curative.

« Nous ne devons point entrer ici dans la question de savoir comment et en vertu de quels principes agissent les eaux de La Bourboule dans les manifestations diverses de la scrofule... Qu'il nous suffise d'appeler l'attention des médecins sur l'efficacité des eaux de la Bourboule prises en boisson, en bains, en lotions, et quelquefois en douches, contre les affections strumeuses, quels qu'en soient le siège, la forme et le degré d'intensité. Que l'on ait affaire à une scrofulide, à un engorgement des ganglions lymphatiques, avec ou sans ulcération, à une inflammation, à un boursouflement et à une suppuration des membranes muqueuses auriculaire, oculaire ou pituitaire, etc., à une tumeur blanche quelque avancée qu'elle soit et quelque articulation qu'elle occupe, à une carie superficielle ou profonde des cartilages ou des os, à une incurvation de la colonne vertébrale provenant du rachitisme ou de la résorption suppurative d'une ou de plusieurs vertèbres, à une nécrose profonde, les eaux de La Bourboule à l'intérieur et à l'extérieur conduisent souvent les malades à une guérison complète. Ajoutons, et cela a une grande importance, que les eaux minérales de La Bourboule ont une action curative d'autant plus marquée, que les accidents strumeux sont plus profonds, et, par cela même, plus graves. Cette remarque nous conduit à appeler l'attention sur la différence des effets curatifs des bains et de l'air de la mer, et des sources de La Bourboule. D'après les observations que nous avons empruntées au savant rapport de M. le docteur Bergeron et que nous avons analysées en traitant de la station marine de *Berck-sur-Mer*, nous avons vu que les blépharites chroniques, et, en général, les maladies des yeux, les éruptions d'eczéma simples ou impétigineuses, les otorrhées sans lésion osseuse, les caries étendues, et plus encore les nécroses profondes, s'améliorent rarement et, le plus souvent, s'exaspèrent chez les scrofuleux de Berck, tandis que les engorgements ganglionnaires, les abcès froids, les gourmes scrofuleuses, les tumeurs blanches, et enfin le rachitisme, peuvent espérer, sinon toujours la guérison, au moins une amélioration notable de la lésion. »

Voilà donc une indication des plus nettes et l'on conçoit bien que l'un des médecins les plus compétents de Paris, qui a, d'ailleurs, contribué plus qu'aucun autre à mettre en relief les eaux de La Bourboule, ait pu dire que leurs propriétés étaient l'une de ses croyances les plus fermes en thérapeutique. Nous sommes autorisé à citer également le professeur Germain Sée, pour lequel La Bourboule se spécialise aussi dans la cure de la scrofule ; et c'est aujourd'hui une opinion assez généralement acceptée : on est surpris de voir que M. J. Grancher ne l'ait pas même mentionnée dans l'article substantiel qu'il a consacré récemment à la scrofule dans le *Dict. encycl. des Sc. médicales*.

Une telle efficacité suffirait à assurer l'avenir d'une station thermale. « Toute la France est donc scrofuleuse ! » s'écriait l'un de nos voisins dans une boutade naïve, en constatant la vogue croissante de ces eaux. — Non, sans doute, mais beaucoup de maladies s'aggravent des complications du lymphatisme, sans qu'aucune manifestation strumeuse ait apparu. Et ce n'est pas seulement à la maladie établie que s'adresse cette médication ; elle est aussi préventive, en ce sens qu'elle corrige la prédisposition, et retarde, si elle ne l'entrave pas définitivement, l'hyperplasie inflammatoire qui constitue l'état strumeux. Ces cures doivent être mises au premier rang parmi les moyens *hygiéniques* indiqués chez les scrofuleux ou les lymphatiques.

C'est à ce titre que La Bourboule est devenue la station thermale des *enfants*. « A cet âge, il est peu de sujets, dit M. Potain, qui ne participent plus ou moins au tempérament dit *lymphatique*. Chez beaucoup d'enfants ce tempérament exagéré devient un commencement d'état morbide qui prend le nom de lym-

phatisme... un pas de plus et l'on touche à la scrofule (42). » Ajoutons que les enfants supportent avec
facilité le traitement thermal, comme ils supportent
la médication arsenicale, en général. « La Bourboule,
dit M. Escot, est appelée à remplir, dans la médication
de cet âge, un rôle parallèle à celui des huiles de
morue (8). » Il ne s'ensuit pas évidemment qu'il ne
faille pas surveiller cette médication, chez les jeunes
enfants; peut-être a-t-on exagéré leur résistance; en
tout cas la tolérance est la règle.

On recherchera donc avant tout, dans une lésion
donnée, les caractères de la diathèse strumeuse. En
dehors de l'*habitus scrofuleux*, on les trouve dans les
conditions antérieures d'hérédité, de misère, ou de
milieu qui crée la prédisposition morbide avant ou
après la naissance. La scrofulose innée, a-t-on dit,
n'est pas toujours la scrofulose héréditaire : une maladie cachectique des parents indépendante de la scrofule peut engendrer cette prédisposition chez l'enfant,
de même que l'allaitement insuffisant, le sevrage
précoce, l'alimentation malsaine, le travail excessif,
l'encombrement, qui peuvent déterminer l'éclosion
d'accidents scrofuleux, aussitôt qu'une cause occa-
sionnelle (lésions traumatiques, fièvres éruptives)
vient constituer l'état morbide accidentel (Jaccoud).

On les trouve dans la nature des accidents eux-
mêmes, bien que, dans une foule de cas, leur origine

diathésique puisse demeurer douteuse. Il est à peine nécessaire d'énumérer : les *gourmes*, les *croûtes de lait*, les *pseudo-teigncs*, les *engorgements ganglionnaires* qui accompagnent la dentition ; les *scrofulides ulcératives* qui leur succèdent, ou apparaissent inopinément dans l'âge adulte ; les *abcès froids*, les *périostites*, les *tumeurs blanches*, les *hydarthroses*, les *ostéites*, les *caries*, les *nécroses*, les *otites* et les *blépharites, conjonctivites, kératites*, entretenues visiblement par ce vice constitutionnel ; enfin la *phtisie* caséeuse du poumon, le *carreau* et les *dégénérescences* caséeuses des viscères. Dans cette dernière période de cachexie scrofuleuse, la cure de La Bourboule amende encore la lésion et peut la guérir, quand elle est curable ; dans tous les cas, elle prolonge la vie en tarissant les *suppurations* qui épuisent et en relevant les forces.

Mais la supériorité de cette médication sur toutes les autres, c'est qu'elle est prophylactique. Le lymphatisme n'est pas une diathèse : quelle que soit l'intensité de l'hyperplasie cellulaire qui caractérise le lymphatisme, elle ne cesse d'être compatible avec la santé que lorsque la force plastique est déviée. « Il y a, en effet, à considérer dans la cellule vivante autre chose que la quantité de matière constituant cette cellule morte. La vie d'une cellule, c'est l'instabilité et la mobilité de la matière qui la compose (87) ; il suffit que cette vie cellulaire dévie dans tel sens plus que dans tel autre pour qu'à la prédisposition maladive se substitue la diathèse, pour que le lymphatisme engendre la scrofule; et les médications du genre dont il s'agit sont efficaces en ce qu'elles maintiennent la vie ou la ramènent dans les conditions normales en prévenant la misère physiologique de l'élément qui en fait un terrain propice à la manifestation de la diathèse.

En ce qui concerne les *maladies des enfants*, elles se spécialisent par un certain côté et réclameraient un chapitre exclusif. Je n'ai pas voulu m'en rapporter à ma seule expérience et j'ai demandé une *consultation* à ce sujet à l'un de nos maîtres les plus recommandables d'aujourd'hui, qui s'est conquis une situation à part, en cette spécialité, M. le Dr Jules Simon, et je le remercie d'avoir bien voulu me formuler les règles de sa pratique qui sont les suivantes.

Se basant sur la haute thermalité des eaux de La Bourboule, sur leur forte minéralisation en arséniates, chlorures, fer, silice, alumine, etc., et la nature de ces éléments, il les conseille dans :

1° Toutes les *anémies*, celles des grandes villes, de la croissance, de la convalescence, de la chlorose, des états diathésiques.

2° La *scrofule* et le *lymphatisme*, surtout quand ces maladies générales présentant des complications rhumatismales (sur les articulations, tendons, gaines synoviales, muscles et nerfs), ne peuvent être traitées par l'hydrothérapie maritime.

3° L'*herpétisme* avec ou sans complications du côté de la muqueuse du nez, de la gorge et même des bronches. Du moment où la *dermatose* est d'origine dartreuse, elle tirera un grand profit des eaux de La Bourboule, station la plus riche en sels arsénicaux.

4° Le *rhumatisme* chez les enfants anémiques, qui ne sont ni nerveux ni dyspeptiques.

5° La *chorée* au déclin, si l'enfant est calme.

6° L'*empoisonnement palustre* et *la fièvre intermittente* rebelle, à condition toutefois que les voies digestives soient en assez bon état. Dans le cas contraire, Plombières réussirait mieux.

7° *Les paralysies infantiles diphtéritiques, amyotropiques.*

8° L'*albuminurie chronique*, qui est une contre-indication formelle à l'usage des bains de mer et de presque toutes les eaux minérales, peut être traitée à La Bourboule, *si elle est prononcée (0,50 à 1 gr.), et si l'eau n'est pas administrée à l'intérieur.*

Telles sont, suivant M. Jules Simon, les grandes lignes des indications des eaux de La Bourboule dans les maladies des enfants.

Les contre-indications sont suivant lui :

1° Le mauvais état des voies digestives.

2º Les affections organiques du cœur, des vaisseaux, du poumon.

3º Les maladies chroniques du cerveau (*sclérose, irritabilité,* etc.).

J'ai tenu à donner dans son intégrité la consultation du savant praticien, bien que chacune des affections dont il est question soit reprise ci-après dans des chapitres spéciaux.

II. — Tuberculose.

Si les théories parasitaires avaient toute la portée qu'on leur attribue, nous pourrions revendiquer la cure des tuberculeux à un double point de vue :

1º L'air des hauteurs n'est pas favorable aux microbes.

2º L'arsenic, bien que l'enthousiasme de Buchner, à son endroit, ne soit pas généralement partagé, demeure le meilleur des parasiticides, en ce sens qu'il rendrait l'organisme réfractaire au virus. C'est le seul, dit G. Sée (84), qui ait fait ses preuves contre la malaria et la scrofule adénoïde [1].

---

[1] En outre, suivant G. Sée, l'arsenic « agit dans la phtisie par la modification qu'il imprime à la constitution des parenchymes, par sa fonction d'épargne, par son pouvoir antidyspnéique, par la dépression de la circulation ; c'est l'iode avec le pouvoir sécrétoire en moins et l'action atrophiante nulle. »

Mais on a sans doute trop exagéré le rôle du parasitisme dans la tuberculose. Que le microbe de la tuberculose puisse transmettre la disposition diathésique ou la maladie à un sujet sain, il n'est plus permis d'en douter. Je suis conquis, pour ma part, au contagionisme, depuis que mon père est mort, il y a quelques trente ans, de phtisie visiblement acquise, et je n'ai pas attendu les révélations microbiologiques pour affirmer ma croyance à la contagiosité, d'ailleurs restreinte, de la phtisie pulmonaire ; mais dans cette affection plus qu'en aucune autre, c'est le milieu anatomique qu'il faut surtout envisager pour l'appréciation de la pathogénèse et du traitement. Il est bien vrai que si on relève sa constitution, on peut préserver un héréditaire de l'envahissement du bacille, tandis que l'organisme le plus réfractaire peut devenir pour le parasite un terrain fertile, aussitôt que sa vitalité décline. On peut croire aussi que tout état organique misérable n'appelle pas le tubercule : entre la chloro-anémie et la tuberculose pulmonaire, il y a un pas à franchir que la maladie ne franchit pas en toute circonstance, mais la tuberculose ne va pas sans misère organique dans la grande majorité des cas ; et l'inoculation d'emblée par le seul contact de la matière tuberculeuse, chez l'individu sain, n'est pas encore démontrée chez l'homme, particulièrement réfractaire à cette contagion.

Il en résulte que les indications, dans la phtisie pulmonaire, se posent sur le terrain clinique aujourd'hui comme autrefois ; à ce point que la disparition du parasite, dans les cas de phtisie avancée, n'empêcherait pas l'évolution fatale, et tout porte à croire aussi que, dans les débuts, la restauration de l'organisme stérilise le terrain pulmonaire pour le microbe en voie d'évolution. Aujourd'hui comme à l'époque où se publiait la première édition de ce petit livre, il faut voir surtout dans la phtisie pulmonaire « la localisation d'un produit envahissant dans un tissu délicat, richement vascularisé et cependant d'une vitalité précaire », et si j'ai dû refaire en presque totalité ce paragraphe, c'est moins pour l'adapter aux théories parasitaires, que parce que mon expérience s'est éclairée par quinze années de pratique thermale, d'autant mieux que les maladies respiratoires et la phtisie, en particulier, que l'on n'observait jamais à La Bourboule, y affluent de plus en plus d'année en année, à ce point que, en ce qui me concerne du moins, elles représentent plus de la moitié de ma clientèle.

Plusieurs passages de cette première édition n'ont pas vieilli. Plus nous recevons de poitrinaires, plus il est de l'intérêt de la station, non moins que des malades et de leurs médecins, de ne pas généraliser un pareil traitement. Pour préciser les indications, je

donne d'abord la parole aux maîtres. Les pages qui
suivent de la *Clinique* de N. Guéneau de Mussy ne sont
que la reproduction d'un mémoire publié, il y a aujourd'hui près de trente ans, dans le *Bulletin de thérapeutique* (t. LXXII, p. 145) et dont l'expérimentation
ultérieure a confirmé les conclusions. C'est avec de
l'eau transportée que cette expérimentation a été
faite. Après avoir indiqué le mode d'emploi qui lui
paraît le plus avantageux et sur lequel nous revien-
drons (chap. III), l'auteur relate les observations suivantes :

« Au commencement de cette année, j'étais appelé
auprès d'une femme éminemment nerveuse, d'une
constitution chétive, appartenant à une famille de
tuberculeux et qui déjà offrait elle-même tous les
caractères de la phtisie commençante : amaigrissement, toux, sueurs nocturnes, etc. Je l'envoyai aux
Eaux-Bonnes : mais elle y prit l'eau minérale à trop
haute dose, malgré mes recommandations, et elle
revint dans un état de surexcitation excessive. Je lui
prescrivis l'usage des calmants et je lui conseillai
d'aller passer l'hiver dans le Midi. A son retour, elle
toussait encore et le nervosisme était développé chez
elle au plus haut point. C'est dans ces conditions que
je la soumis à l'usage de l'eau de La Bourboule. Au
bout de trois semaines, la toux était apaisée, l'embonpoint revenait, et elle avait subi en même temps une

vraie transformation morale; le calme et la sérénité avaient remplacé l'irritabilité et la mélancolie qui la tourmentaient.

« Il y a cinq ou six jours, j'ai revu un jeune homme dont l'état m'avait autrefois beaucoup alarmé. C'est le fils d'un pharmacien qui est mort tuberculeux. Quand je le vis pour la première fois, avec deux honorables confrères, il avait de la fièvre, et je lui trouvai des craquements au sommet droit. Nous cherchâmes d'abord à apaiser les phénomènes aigus; et puis nous l'engageâmes à user de l'eau de La Bourboule. Il en a bu plus longtemps que nous ne l'avions prescrit, pendant quatre mois, et je le retrouve maintenant, mangeant bien, ne toussant plus, avec une mine excellente, et en apparence tout à fait guéri. Je l'ai engagé à suspendre la médication, pour la reprendre cet hiver, pendant huit jours chaque mois.

« Une domestique qui avait au sommet droit des signes non équivoques de tuberculisation pulmonaire, m'est revenue, la semaine dernière, ne souffrant plus et se croyant guérie, après avoir fait usage de l'eau de La Bourboule, que je lui avais prescrite quelque temps auparavant.

« Après ces trois cas, je ne veux en citer qu'un autre, qui n'est pas le moins frappant.

« C'est celui d'un malade à la fois diabétique, goutteux et tuberculeux, qui avait de la fièvre, des râles et des craquements humides étendus aux deux sommets. J'ai tenté, chez lui, l'eau de La Bourboule, en désespoir de cause, et en quelque sorte pour essayer quelque chose. Eh bien, la tuberculisation a été enrayée dans sa marche; la toux et l'expectoration ont diminué, l'appétit est revenu. Mais, en même temps, cet homme a été repris d'un accès de goutte continue qui ne l'a plus quitté.

— « A l'Hôtel-Dieu, malgré l'influence défavorable du séjour nosocomial, j'ai obtenu chez plusieurs malades des résultats très satisfaisants. Cependant, je n'ai pas toujours été aussi heureux. Il m'est arrivé de n'obtenir aucune amélioration et même d'être obligé de suspendre le traitement commencé. Pas plus que les autres médications opposées à la phthisie, l'eau de La Bourboule ne peut assurer des succès constants. Je serais bien heureux si l'expérience confirmait les conclusions auxquelles semblent conduire ces premiers essais et si j'avais mis une arme de plus entre vos mains contre une maladie qui, le plus souvent, se joue de nos efforts.

— « Sans doute, l'eau de La Bourboule ne va pas détrôner les autres eaux minérales qui sont déjà en possession d'une juste notoriété. Elle ne fera pas tort à l'eau du Mont-Dore, sa voisine et sa parente en minéralisation. Mais elle sera une note nouvelle dans la gamme thermale à laquelle appartiennent le Mont-

Dore, Ems et Royat. Ces différentes eaux peuvent répondre à certaines nuances de constitution et d'état morbide, auxquelles le tact du médecin doit savoir les adapter...

« Depuis que ces pages ont été écrites, ajoute le savant clinicien, six années d'observation ont confirmé les espérances que faisaient concevoir ces premiers essais ; l'appel que j'adressais alors à mes confrères a été entendu. L'eau de La Bourboule a pris dans la thérapeutique la place qu'elle méritait [1], les malades se pressent chaque année plus nombreux autour de ces sources..... J'ai vu bien des fois, sous l'influence de cette médication, la marche de la tuberculose enrayée ou ralentie, les adénopathies bronchiques se résoudre. Je crois que chez les sujets très nerveux, très excitables, chez lesquels un élément arthritique donne sa note au milieu de l'évolution tuberculeuse, l'eau de La Bourboule est préférable aux eaux sulfureuses.

« En général, quand cette évolution est accompagnée de phénomènes réactionnels très accentués, d'une

---

[1] Avant que M. Guéneau de Mussy n'eût fait connaître ces résultats il ne s'était vendu à la Bourboule, depuis l'origine, que 500 bouteilles d'eau ; dans les six mois qui suivirent la communication à l'Académie, il s'en vendit 30,000 bouteilles.

fièvre opiniâtre et continue qui a les caractères de l'hectique bien décidés, je pense qu'on doit interdire aux malades les voyages aux sources minérales. J'en ai vu cependant, dans ces conditions, qui ont supporté les eaux de La Bourboule et qui n'eussent certainement pas pris impunément les eaux sulfureuses.

« Ces eaux conviennent encore dans les cas si communs où à la maladie pulmonaire s'ajoute une complication anémique, à laquelle il serait imprudent d'opposer les ferrugineux, ou lorsque les premières menaces de la phymatose éclatent au milieu des orages d'une première menstruation difficile et irrégulière. L'eau de La Bourboule, comme la médication arsénicale, est alors un des meilleurs stimulants de l'hématopoïèse.

« Je les craindrais beaucoup moins que les eaux sulfureuses chez les malades qui ont des hémoptysies fréquentes et abondantes ; je n'oserais pas cependant affirmer qu'elles ne puissent pas, comme tous les stimulants, favoriser quelquefois le retour de ces accidents.

« La fixité de leurs principes minéralisateurs les rend admirablement propres à l'exportation. Aussi, chez un grand nombre de phymeux, je les fais alterner pendant l'hiver avec de l'huile de foie de morue, administrant celle-ci pendant vingt jours et réservant les dix autres à l'eau de La Bourboule.

« Quoique en général je ne les donne et que je croie sage de ne donner un médicament aussi actif qu'à doses interrompues, j'ai vu des malades qui les avaient prises pendant trois mois de suite, avec avantage.

« D'autres, au bout de peu de temps, éprouvent des phénomènes dyspeptiques qui engagent à les suspendre. M. le docteur Choussy, auquel je dois d'avoir pu faire sur cette eau les expériences dont j'ai indiqué plus haut les résultats, et qui, lui-même, en a fait l'objet d'un travail très intéressant, croit que dans certains cas elle peut provoquer des accidents d'hépatite. Ce fait, qui est en rapport avec les observations de Garrod sur les inconvénients de la médication arsenicale, doit fortifier le précepte de ne pas en faire un usage trop prolongé et surtout trop continu.

« M. le docteur Pidoux a avancé que leur action pouvait être plus immédiate, mais qu'elle était moins durable que celle des eaux sulfureuses. Je suis obligé de répondre à mon excellent confrère que mes observations personnelles donnent un démenti formel à cette opinion. M. Pidoux aura vu sans doute, et j'en ai vu aussi, des malades qui, après avoir tenté sans succès la médication arsenicale, se sont bien trouvés des Eaux-Bonnes; mais j'en ai vu d'autres aussi, qui n'ayant retiré de celles-ci aucun avantage, ont été heureusement modifiés par l'eau de La Bourboule.

Ceux-là, bien entendu, ne sont pas retournés aux Eaux-Bonnes ; c'est ainsi qu'en exerçant dans une localité thermale, on voit surtout le beau côté de la médaille, dont le revers ne se montre qu'aux médecins étrangers à ces stations.

« Certes, en mettant en lumière les propriétés de l'eau de La Bourboule, mon intention n'est pas de les exalter aux dépens des Eaux-Bonnes, dont personne n'admire plus que moi la puissante efficacité, dont personne, je crois, ne prescrit plus que moi l'usage. Peut-être sont-elles plus résolutives dans certains cas, plus propres à faire disparaître les congestions chroniques et surtout plus puissantes contre l'élément catarrhal ; elles incitent plus énergiquement le système nerveux.

« Toutes deux peuvent répondre à des indications différentes, tout en se rapprochant par certains effets. Elles se suppléent et se complètent admirablement dans le traitement de la tuberculose. Très souvent je fais prendre, pendant l'hiver, les eaux de La Bourboule, qui se transportent mieux, aux malades que j'envoie pendant l'été aux sources pyrénéennes (22). »

Ces pages n'ont pas été du goût de tout le monde. Dans un échange de lettres qui a eu lieu, il y a quelques années (*Gaz. des eaux*, numéro du 15 novembre 1855 et suiv.), entre le docteur Mascarel du Mont-Dore et le docteur Casenave de la Roche, des Eaux-Bonnes, sur

la question de savoir laquelle de ces deux stations
guérit plus vite et plus sûrement la phtisie, La Bourboule était exécutée avec une désinvolture et un sans-
gêne, qui ont provoqué une réponse dans le même
journal (numéro du 21 mars 1878). Sous le pseudonyme
transparent du docteur Vendeix, l'un de mes confrères,
qui est surtout le meilleur de mes amis, revendiquait
pour notre « fontaine tapageuse » sa petite place au
soleil. Nous ne guérissons pas la phtisie, disait-il
humblement; nous ne trouverons pas mauvais que
d'autres fassent mieux que nous; nous ne connaissons pas les finesses de ce *blanchiment* arsenical du
Mont-Dore, qui deviendrait un *blanchissage* radical
aux Eaux-Bonnes ; nous ne savons pas, comme vous,
poursuivre le tubercule dans ses derniers retranche-
ments et le déraciner sur place, comme M. Pidoux,
lui-même, a prétendu le faire. Nous nous contentons
de restaurer les phtisiques, que d'ailleurs nous n'atti-
rons chez nous qu'avec de grandes réserves et que
nous ne recevons pas sans répugnance ; peut-être nos
eaux se bornent-elles à modifier certaines diathèses
qui ont engendré ou qui entretiennent la phtisie et
l'élément catarrhal qui la complique ; peut-être ne
faisons-nous que relever les forces des phtisiques ;
mais, à coup sûr, les plus chétifs d'entre eux s'en vont
de chez nous en meilleur état qu'ils ne sont venus ;
« nous restaurons lés anémiques, *alors même qu'ils*

sont phtisiques » ; et cela suffit à nous conserver cette clientèle compromettante.

J'ai cité dans la première édition une observation très intéressante à cet égard. Il s'agissait d'une phtisie vraisemblablement acquise, torpide, mais s'accompagnant cependant de fièvre, de sueurs nocturnes, de débilité générale ; et caractérisée à l'auscultation par des signes non douteux de cavernes assez étendues aux deux sommets. Le sujet était un homme de 45 ans, d'une constitution relativement vigoureuse et d'une rare énergie. De passage à La Bourboule, il me consulta sur l'opportunité d'une cure thermale. Je l'engageai à la faire en se laissant diriger prudemment et je lui fis prendre des bains quotidiens et des quantités minimes de boisson, dont je surveillais les effets par une auscultation attentive, tous les jours. Il y eut bien, au début, quelques poussées congestives du côté des poumons, quelques accès de toux et des exacerbations de la fièvre nocturne ou vespérale, mais la cure put continuer sans interruption ; et, au bout d'une quinzaine de jours, la pâleur du teint avait fait place à une légère coloration de bon aspect ; on percevait déjà une tendance à l'engraissement ; et, à la fin du traitement, le malade était on ne peut plus joyeux de voir ses forces revenues, ses sueurs et sa fièvre disparues définitivement et sa santé se refaire à vue d'œil. Je l'ai revu l'année suivante et le changement qui s'était opéré en lui dans l'intervalle des deux saisons, intervalle pendant lequel il s'était bien porté, « ne s'était pas enrhumé » et avait pu travailler sans trop de fatigue, le changement était tel qu'il dut se nommer pour se faire reconnaître.

J'ai eu, depuis, l'occasion de citer un cas analogue où je ne reconnus pas le malade bien que je fusse prévenu de son arrivée. A la place d'un enfant chétif, je retrouvais un jeune homme d'un embonpoint plutôt excessif. Je n'ai pas revu le premier malade; mais j'ai revu plusieurs fois le second, chez qui l'amélioration s'est maintenue, bien que les crises inflammatoires de l'hiver le ramènent ici chaque année.

On pourrait se prévaloir de faits de ce genre, s'il n'était pas plus dangereux qu'utile de les proclamer trop haut. Suivant moi, ils sont exceptionnels. Car, à côté de ces cas heureux, combien de mécomptes ! Il faut se méfier des phtisies dans lesquelles on trouve à l'auscultation des râles fins sur les parois des cavernes, quand surtout la zone où s'étendent ces râles est mal délimitée et qu'ils ne disparaissent sur ses confins qu'en s'atténuant insensiblement; il faut se méfier encore plus de ces cas où tous les signes de la consomption coexistent avec une toux quinteuse et de la fièvre, alors que l'auscultation ne révèle presque rien : cette absence de signes stéthoscopiques est un caractère négatif de l'une des formes les plus perfides de la phtisie pulmonaire.

Par contre, il ne faut pas craindre de nous adresser des jeunes gens à poitrine suspecte où la respiration irrégulière, la voix soufflante, la constitution chétive, etc., peuvent faire craindre un commencement de « consomption » pulmonaire. En général, si ce traitement est mené prudemment, de tels états s'améliorent dès la première cure.

Toutefois, malgré la coïncidence habituelle de la phtisie et de l'amaigrissement, l'engraissement n'est pas toujours une preuve de guérison ; j'ai vu des cas où un embonpoint, même excessif, masquait les progrès de la tuberculisation pulmonaire qui n'en suivait pas moins sa marche envahissante, malgré l'engraissement.

Sans préjuger ici la distinction entre le processus scrofuleux et le processus tuberculeux, je dirai que j'augurerais mieux des cas où des signes non douteux de diathèse strumeuse se manifestent ; et quant aux ganglions engorgés, s'il en existe, leur exubérance vaudrait mieux que l'état contraire, la dégénérescence hyperplasique procédant par places, que la dégénérescence atrophique plus ou moins diffuse.

Histologiquement, le tubercule et la granulation ne diffèrent, dit-on, de la strume que par les cloisonnements du stroma ; on pourrait en déduire que toutes les phtisies sont scrofuleuses ; et l'indication de l'eau de La Bourboule en ressortirait impérieusement. Mais ici la nature histologique des lésions est secondaire ; et, même dans la phtisie des scrofuleux, l'indication se subordonne aux conditions cliniques de la lésion : c'est l'oreille sur la poitrine qu'il faut la poser. Je ne songe pas à contester l'efficacité de cette eau dans la phtisie scrofuleuse, mais elle résulte surtout de la lenteur d'évolution particulière à cette forme, bien plus que de l'action spéciale de nos eaux sur le processus.

En général, la tendance ulcéreuse, nécrobiotique, quand on la constate, doit plutôt éloigner d'une médication dont le premier effet est une poussée irritative, qui, dans un organe à tissu délicat, très vascularisé, peut être extrèmement dangereuse et particulièrement funeste. C'est ainsi que je crois devoir interpréter aussi l'opinion de M. Gubler. Il juge cette médication très utile pour modérer la fièvre symptomatique des lésions pulmonaires ; La Bourboule, suivant lui, se rapprocherait par là de Royat et du Mont-Dore dans le traitement des phtisies éréthistiques. Il la croit particulièrement efficace chez les sujets lymphatiques et strumeux atteints de phtisie lente, à formations caséeuses bien circonscrites « méritant le nom de scrofule interne ». Cependant on voit ici s'amender des phtisies à la période ulcéreuse et la présence de cavernes dans une phtisie torpide ne constitue pas une contre-indication.

Au reste, les cas les plus favorables sont les cas de phtisie pneumonique où la lésion, plus ou moins nettement localisée, mais surtout nettement délimitée, évolue lentement; et, par contre, la pluralité et surtout la bilatéralité des lésions, leur délimitation indécise sur les confins des points envahis sont des conditions défavorables.

Il ne faut pas cependant repousser la cure dans tous les cas où les lésions sont multiples. Il est, par exemple, certaines pneumonies catarrhales, ou certaines broncho-pneumonies, qui laissent après elles des râles à moyennes bulles disséminées en plusieurs points des poumons, et dans lesquelles nos eaux agissent très efficacement pour résoudre la congestion et tarir le catarrhe. Il en serait de même dans les phtisies granuleuses ou tuberculeuses à foyers multiples, mais nettement délimités, où l'eau de La Bourboule, en modifiant l'état catarrhal pérituberculeux, préviendrait l'envahissement du tubercule; car il ne faut pas oublier que le tubercule est un produit sans vitalité propre; de lui-même, il tend plutôt à la régression; il ne rayonne pas, et sa diffusion est plutôt une apparence résultant de ce que les tissus ambiants ont, par le fait de l'inflammation, perdu de leur vitalité, sans doute parce que leurs vaisseaux s'oblitèrent, et que, cessant de vivre, ils dégénèrent en se fusionnant avec les éléments déjà modifiés du voisinage. En facilitant la résorption des résidus inflammatoires, on arrêterait donc l'extension du tubercule.

C'est par une résorption du même genre que se limite la phtisie arthritique ou pour mieux dire la pneumonie arthritique; et, en dehors de toute diathèse, il n'est pas douteux qu'une simple bronchite laisse des résidus analogues chez des sujets prédisposés. J'ai été frappé, dans le cours de ma pratique à La Bourboule, du nombre de jeunes gens et surtout de jeunes filles qui avaient la respiration, ou tout au moins la voix soufflante, au sommet de l'un des poumons ou des deux, sans autre signe de tuberculisation. N'était-ce pas cependant un indice de condensation du tissu pulmonaire, de la présence d'un résidu catarrhal, qui fournira les éléments d'un foyer tuberculeux, pour peu que certaines conditions de misère organique soient plus tard réalisées?

Le chlorure de sodium augmente les globules du sang et active les oxydations; d'autre part, on ne peut se représenter l'action de l'arsenic autrement que comme une excitation des éléments anatomiques, profitant, suivant les cas, soit à l'assimilation, soit à la désassimilation. Est-ce à ces deux modes d'action que l'eau de La Bourboule doit son efficacité dans les cas dont il s'agit? Nous ne le savons pas ; mais on expliquerait aisément de cette manière : et la résorption des résidus inflammatoires et l'activité imprimée au travail nutritif, et l'arrêt opposé à la régression des produits dégénérés.

Il faut tenir compte aussi du léger éréthisme produit par l'arsenic. Dans le milieu protoplasmique où agit le médicament, plongent les terminaisons des nerfs ; et, dans certains cas, la matière nerveuse semble se confondre avec le protoplasma lui-même. Il n'est pas surprenant que l'excitation porte sur les uns et sur les autres et que, transmise aux vaisseaux, elle produise un certain degré de fièvre locale. Toujours est-il que l'action de l'eau de La Bourboule sur la circulation est des plus modérées ; elle n'atteint pas le cœur, qui « reste indifférent », suivant l'expression de mon confrère le Dr Choussy, à l'excitation, limitée, en apparence, aux vaisseaux capillaires.

Toutefois, ainsi restreinte, elle est suffisante pour aggraver les lésions, quand l'inflammation ne s'est pas limitée. Je crois que l'on peut en juger, à l'auscultation, par la dimension relative des bulles des râles perçus ; je considère comme une contre-indication, en dehors de tout symptôme fébrile, l'inégalité des râles et leur finesse de plus en plus grande en allant du centre du foyer à la périphérie ; au contraire, des bulles de moyenne grosseur nettement groupées sont l'indice d'un état stationnaire et une indication de la cure.

En définitive, les contre-indications se réduisent à trois, dans la phtisie commune ou granuleuse, aussi bien que dans la phtisie pneumonique : la diffusion des lésions, la toux quinteuse et la fièvre. On s'étonnera que je n'y joigne pas l'hémoptysie; mais on ne saurait la considérer comme une contre-indication absolue. Quand elle est accidentelle et récente, il vaut mieux ajourner la cure; mais quand elle est persistante, modérée et, pour ainsi dire, chronique, qu'elle semble résulter d'une exsudation plutôt que d'une lésion de tissu; qu'il n'existe pas de signes d'ulcération du poumon et que tout se borne, par exemple, à du souffle, de la submatité, avec diminution du bruit respiratoire, on peut risquer le traitement thermal, si l'on n'a pas d'autre ressource, après l'épuisement de tous les autres moyens d'action.

Les eaux de La Bourboule ont, à cet égard, l'avantage d'une légèreté de touche qui a été signalée par tous les observateurs et dont on a fait un argument contre nous. J'y vois, au contraire, une spécialisation : l'eau de La Bourboule, parmi les prédisposés et les malades, s'adresse surtout aux chétifs, aux organisations misérables, pour lesquelles l'énervement thermal est particulièrement débilitant, et serait de na-

ture à épuiser le peu d'énergie vitale qui reste aux
éléments anatomiques.

Au sujet des prédispositions qui semblent relever
davantage des cures thermales, en tant qu'agent
hygiénique, je ferai, soit qu'il s'agisse des phtisies
héréditaires, où le tubercule est, pour ainsi dire,
dans le sang, soit qu'il s'agisse des consomptions, où
la misère organique fait tous les frais de la granulation ou du tubercule, je ferai, dis-je, la même distinction que j'ai faite au sujet des enfants chétifs :
l'éréthisme, qui doit s'entendre d'un état permanent
d'excitabilité névro-vasculaire, me paraît une contre-
indication de la cure, à la fois inutile et périlleuse
dans ces circonstances. Comme l'arsenic, l'eau de La
Bourboule est un fébrifuge excellent dans les fièvres
franches du type paludéen, mais je la crois également nuisible dans les fièvres réflexes du genre de
celles qu'engendre l'éréthisme vasculaire, et que l'on
doit toujours redouter chez les sujets prédisposés aux
généralisations tuberculeuses.

On ne s'étonnera pas que le traitement des poitrinaires ne soit l'une des difficultés de cette médecine,
malgré la simplicité de nos procédés thérapeutiques.
Nous avons vu quel parti Guéneau de Mussy a pu
tirer de l'usage de l'eau à domicile. Dans la station,
il faut procéder par tâtonnements, et débuter de la
manière la plus prudente, dût-on mécontenter son

malade qui trouvera quelquefois qu'on ne lui en donne pas pour son argent. En procédant par doses progressives, on arrivera à combiner peu à peu la boisson, le humage ou l'inhalation et les bains qui, pris chauds et courts, produiront souvent les meilleurs effets. Il faut prendre son temps et ne pas se limiter à vingt et un jours. J'ai sous les yeux, en ce moment même, une jeune femme à qui je fais faire une seconde cure dans la même saison. Elle présente au sommet de l'un des poumons des signes non douteux de tubercules ramollis; elle présentait, à son arrivée, une toux quinteuse « d'irritation » sans fièvre. Je n'en suis pas moins arrivé à lui faire prendre des bains avec douches locales chaudes, du humage et deux verres d'eau par jour; et elle a gagné en douze jours 6 livres de poids, en même temps que disparaissaient la toux et les signes stéthoscopiques de l'inflammation pérituberculeuse.

J'ajoute que pour une pareille cure, le malade doit s'astreindre à une hygiène sévère, éviter le froid, se garder des hôtels dont la salle à manger est en sous-sol, ou de ceux qui, situés dans l'étranglement de la vallée basse, sont incessamment balayés par l'air qui s'engouffre en aval.

III. — **Arthritisme.**

En principe, La Bourboule revendique la cure de

l'arthritisme en sa qualité : 1° d'eau alcaline ; 2° d'eau hyperthermale ; 3° de stimulant de la nutrition.

Elle a toujours été classée dans le groupe des eaux alcalines. On sait qu'on appelle ainsi, en général, les eaux bicarbonatées sodiques, ou du moins que les bicarbonatées sodiques sont le type de cette classe d'eaux minérales. Or, La Bourboule se range dans les alcalines mixtes, entre Vichy et Vals (alcalines fortes), d'une part ; et Saint-Nectaire, Royat, etc. (alcalines faibles), d'autre part. La minéralisation de ces dernières ne dépasse pas en chlorures de soude : 1,728 (Royat) ; 2,7 Saint-Nectaire, Châteauneuf, 2,414 (Châtelguyon), et en carbonates : 1,34 (Royat), 2,0 (Saint-Nectaire), 1,29 (Châteauneuf ; 0,00 (Châtelguyon). Tandis que l'eau de La Bourboule contient en chlorure de soude 2,840, en chlorure de potassium 0,162 ; en bicarbonate de soude 2,892 ; en sulfate de soude 0,208. Elle est le type des eaux chlorurées qui sont en même temps carbonatées sodiques et elle se spécialise dans ce groupe en ce qu'elle est « le plus manifestement arsenicale de la France » (40).

En tant qu'eau hyperthermale, elle paraît s'adresser principalement à l'élément *douleur*. D'autre part, suivant Bouchard (87), ce n'est que par l'élévation de la température que (la chaleur) facilite la dissolution (des concrétions tophacées) ; c'est sans doute en produisant une fluxion artificielle, en augmentant

l'apport du sang et des liquides alcalins. » Quoi qu'il
en soit, les affections rhumatismales étant, plus
qu'aucune autre, des maladies de froid, on comprend
le rôle prépondérant que l'on a fait jouer à la chaleur
dans la cure. « Il s'agit moins dans cette maladie, dit
Niemeyer, de prendre des bains de telle ou telle solution
saline que de prendre simplement des bains chauds. »

Il s'en faut que les indications de la cure hydromi-
nérale soient aussi simples et il y a loin de cette pres-
cription brutale aux prescriptions minutieuses de
Besnier (45) qui fait dépendre, au contraire, les résultats, non seulement de la nature de l'eau chaude,
mais encore des procédés balnéaires (p. 678 et 709).

Mais la présence de l'arsenic dans cette eau est-elle
donc indifférente? On sait que l'efficacité de ce médicament dans le traitement des affections rhumatismales est très controversée. Charcot (91) repousse la
médication arsenicale dans les cas très invétérés des
rhumatismes noueux et lorsque la maladie s'est déclarée dans un âge très avancé; mais, en dehors de ces
contre-indications précises : Besnier (45) voit dans l'arsenic « un agent thérapeutique énergique et favorable
chez certains sujets qui présentent pour ce médicament une tolérance spéciale; mais absolument pas une
médication spécifique... Assurément, dit-il, l'iodure de
potassium, qui ne convient pas davantage à tous les
cas, est dans le rhumatisme osseux un médicament au

moins égal à l'arsenic. Quant à la médication externe,
aux bains arsenicaux, il serait difficile de séparer ce
qui appartient à la balnéation de ce qui est l'effet de
l'arsenic, la peau étant absolument réfractaire, alors
qu'elle est intacte, à l'absorption de l'arsenic. »

Il y aurait des réserves à faire sur ce dernier point.
Besnier nous accorde aujourd'hui (67) que, si l'épiderme normal demeure imperméable aux liquides, ils
peuvent, grâce aux conduits qui le traversent dans
toute son étendue et leur livrent passage, être absorbés
par le réseau de Malpighi auquel appartient la couche
cellulaire intra-glandulaire où pénètrent ces conduits. Cela nous suffit.

Le savant clinicien, à qui je reprocherai d'avoir
oublié La Bourboule dans l'énumération des stations
où l'on traite le rhumatisme, s'en réfère d'ailleurs,
sur ce point à Guéneau du Mussy; et nous n'avons
pas lieu, comme on le verra, de décliner l'arbitrage.

En fait, les rhumatisants constituent un tiers de la
clientèle de notre station et cette clientèle est surtout,
de temps immémorial, recrutée dans les localités
environnantes (Peronnel). Toutes les formes de rhumatismes y sont avantageusement traitées (*Id.*).

En pratique, Bazin envoyait les arthritiques à La
Bourboule « quand l'arthritis est unie à l'herpétis et à
le scrofule ou même lorsque le diagnostic de l'affection reste indécis ». (*Leçons sur les maladies de la peau*

par les causes minérales, p. 342). Le maître entendait sans doute : le diagnostic au point de vue de la diathèse, pour lequel l'indécision du praticien est dans les choses à prévoir ; il ne craignait pas d'ajouter cependant que « les malades atteints de psoriasis arthritique en particulier ou de psoriasis herpétique compliqué d'arthropathies rhumatismales ou goutteuses, retireraient un grand profit de l'emploi de ces eaux mixtes » (p. 349).

Pour Guéneau de Mussy, la diathèse arthritique est une indication nette de la cure à La Bourboule.

Voici ce qu'il en disait en 1864 (*Bull. de thér.*, n° de septembre) et ce qu'il a répété dans le premier volume de sa *Clinique* :

« Les eaux minérales qui ont le plus de réputation dans le rhumatisme noueux sont les eaux salines arsenicales dont la France possède sinon le monopole, du moins les plus riches et les plus actives, telles que Lamalou, Plombière, Royat. La Bourboule *qui représente la note la plus élevée de cette gamme thermale*, serait très utile dans les rhumatismes chroniques, si son installation balnéaire répondait mieux à son *admirable* minéralisation. Depuis longtemps on a constaté l'efficacité de ses sources dans les arthrites strumeuses ; et, cette année même, je les ai conseillées avec succès dans un cas de rhumatisme noueux. Ces observations m'ont conduit, il y a une quinzaine d'années, à tenter, dans une affection regardée alors comme à peu près incurable, l'usage des *bains arsenicaux* et les résultats très heureux que j'en ai obtenus m'ont engagé à la vulgariser; depuis longtemps, elle s'est répandue, et a pris rang dans la thérapeutique du rhumatisme chronique. »

Ce que Guéneau de Mussy obtenait à Paris des bains arsenicaux artificiels, nous l'obtenons plus sûrement encore à La Bourboule et, comme le docteur Noir (46) me semble l'avoir établi d'une manière démonstrative, « le traitement arsenical de La Bourboule est, jusqu'à présent, celui qui donne les plus beaux résultats dans cette affection ».

Je pense qu'il faut se placer à un point de vue particulier pour juger l'indication des eaux de La Bourboule dans l'arthritisme et expliquer les résultats heureux que nous constatons tous les jours. Les affections arthritiques sont, avant tout, des *dystrophies* ou si l'on veut des *bradytrophies* (Landouzy); Bouchard (87) démontre que la *dyspepsie*, la *migraine*, l'*eczéma*, l'*asthme*, l'*obésité*, sont comme la *gravelle* et la *goutte*, dans leur parenté arthritique, des résultats d'un ralentissement ou d'un désordre du mouvement nutritif; et je ne crois pas que l'on puisse contester l'action que par opposition, j'ai appelée *ocytrophique*, de la cure bourboulienne : ce n'est pas parce qu'il neutralise les acides en excès dans le sang des arthritiques que le traitement hydro-minéral est efficace dans le rhumatisme et la goutte ; c'est parce qu'il active le mouvement nutritif ; et si les acides prédominent dans l'arthritisme, c'est qu' « il y a dans la goutte formation exagérée ou destruction trop lente des acides organiques » (87). Or l'arsenic, dans le milieu alcalin où nos eaux le présentent à l'absorption, se trouve dans des conditions particulières de tolérance qui facilitent son administration et assurent son efficacité.

Toujours est-il que l'eau de La Bourboule est diurétique et favorise en ce sens l'élimination de l'acide urique.

Elle diminue, en outre, la production d'acide urique et régularise la production de l'urée.

Elle a tous les avantages de l'eau chaude qui facilite la dissolution des urates déposés dans les tissus (Bouchard).

C'est une cure de « bains chauds, qui sont utiles en activant la nutrition » et surtout de bains chauds d'eau salée qui rendent de réels services dans la goutte, parce que s'ils augmentent l'urée, ils n'augmentent pas du moins l'acide urique (Bouchard).

A cet égard, elle présente les inconvénients de tous les procédés de balnéation appliqués au rhumatisme, comme à la goutte ; mais elle en possède aussi tous les avantages ; et son efficacité définitive se subordonne à la forme du mal, à la phase de la maladie, à l'âge, au tempérament, etc.

En tant qu'eau bicarbonatée sodique, elle empêche les dépôts d'acide urique de se former (Bouchard); mais à la condition de la prendre à dose suffisante ou pendant assez longtemps. Le bicarbonate de soude ainsi administré « s'oppose même à la formation des sédiments uratiques » (87).

Sans doute, « il ne faut jamais pousser l'emploi du bicarbonate de soude jusqu'à produire l'alcalinité... C'est une médication qui doit être maniée avec délicatesse, dont on ne doit pas faire abus, qu'on ne prescrira pas aux cachectiques ni aux vieillards, qui doit être interdite dans la goutte atonique, mais qui chez les hommes encore jeunes, robustes, affectés de gravelle ou même de goutte avec dyspepsie, donne souvent d'excellents résultats » (87). Mais le bicarbonate de soude n'est administré dans nos eaux qu'à des doses modérées; l'abus n'est pas à craindre dans des saisons de vingt et un jours; et même pour en obtenir toute l'efficacité que l'on doit en attendre, il vaudrait mieux deux cures de 15 jours qu'une cure de vingt et un. Comme il est difficile de changer les habitudes établies, je préfère ménager un ou deux repos pendant la saison et prolonger au delà l'usage de l'eau en boisson, dans des cures à domicile de vingt ou trente jours à un mois d'intervalle.

11.

J'ai obtenu d'excellents résultats de cette pratique dans le rhumatisme noueux, surtout lorsqu'il se présente sous cette forme silencieuse et lente qui procède sourdement et n'est constatée par le médecin que lorsque les petites articulations sont déjà déformées. Tous les praticiens connaissent des cas de ce genre, dans lesquels les eaux hyperthermales font merveille. Je les traite ici par des bains ou douches chauds, courts, *intermittents*, secondés par une cure de lait, employé en boisson même aux repas, à l'exclusion du vin et des autres boissons spiritueuses et par le massage qui est, selon moi, comme le spécifique du rhumatisme goutteux, sous cette forme silencieuse et dans l'intervalle de ses accès douloureux. « Quand toute fluxion est éteinte depuis longtemps, dit aussi Bouchard (87), quand des concrétions tophacées volumineuses développées dans le tissu cellulaire, dans les bourses séreuses, dans les gaines tendineuses, immobilisent une jointure, à la façon d'un appareil plâtré, il y a avantage à fragmenter, à écraser la masse crayeuse, à rendre même passivement des mouvements à la jointure, afin d'empêcher l'ankylose fibreuse que produit à lui seul le repos prolongé ; il est bon de pulvériser ces urates, de les mettre en contact par une plus large surface avec les éléments vivants qui pourront les dissoudre et les absorber. C'est ce que peut produire le massage. Il a de plus l'avantage d'activer les circulations, de déverser sur les urates acides des sucs alcalins. La chaleur agit dans le même sens. »

L'alcalinité de l'eau de La Bourboule est *moyenne*, ce qui lui interdit de prétendre aux propriétés des eaux alcalines fortes, mais lui laisse toute sa valeur en tant qu'aux reconstituants. C'est une eau très spéciale, type des eaux polymétallites hyperthermales avec Karlsbad et Saint-Nectaire (40); comme elles, chlorurée, bicarbonatée et sulfatée sodique, mais de plus arsenicale. « Les phénomènes physiologiques des eaux de La Bourboule ont beaucoup d'analogie aussi avec ceux obtenus à Karlsbad et à Saint-Nectaire, dit Rotureau, et leur dissemblance vient peut-être d'un élément spécial que les eaux de Saint-Nectaire et de Karlsbad contiennent aussi, mais en quantité non dosée, tandis que celles de La Bourboule sont les plus arsenicales de l'Europe et ont à cet égard une place complètement distincte dans le cadre hydrologique » (40).

En dehors de ces manifestations *douloureuses*, à quoi reconnaît-on l'indication des eaux de La Bourboule dans les maladies arthritiques? Et d'abord à quels signes reconnaît-on l'arthritisme?

En premier lieu, à la présence des douleurs mêmes, concurremment avec la lésion en apparence indépendante sur laquelle l'attention est attirée. Ce n'est pas que cette coïncidence implique forcément un rapport de parenté : l'apparition d'une dermatose, chez un rhumatisant, n'implique pas entre elle et l'arthritis existant un rapport de dépendance; cependant c'est un indice d'une grande valeur, en ce sens que l'arthritisme détermine d'une manière banale des manifestations cutanées qui disparaissent par l'emploi de médications appropriées à la diathèse.

Le diagnostic de l'arthritisme se déduit aussi des notions fournies par le commémoratif, de la filiation héréditaire, de la fréquence des maladies *a frigore*, de la connaissance des antécédents arthritiques du sujet, de la récidive fréquente de douleurs vagues mal localisées, de la multiplicité d'accidents semblables, indiquant une généralisation de la cause que l'on arrive à déterminer par exclusion des autres diathèses.

Il faudrait tenir compte aussi des dispositions scrofuleuses, s'il est vrai que « la scrofule est un fonds commun sur lequel l'arthrite rhumatismale se développe fréquemment » (Charcot).

C'est surtout dans les dermatoses que ce diagnostic a de l'importance, depuis que l'école française a compliqué la dermatologie des subtilités de la notion de diathèse. M. Ernest Besnier, dans sa remarquable monographie du rhumatisme (45), convie les médecins des stations thermales à préciser les applications de chacune d'elles à telle ou telle forme des affections arthritiques. Nous lui répliquerions bien par l'invitation de préciser ces formes et la nature des altérations intimes qui les caractérisent, s'il n'avait lui-même avec une indépendance de langage qui n'a pas été sans mérite, établi l'insuffisance des doctrines sur ce point particulier.

Au point de vue du *siège* faut-il admettre avec Bazin que l'arthritide se manifeste exclusivement à la face, aux mains, aux pieds, aux régions pileuses, aux parties génitales ?

La *forme* nummulaire, régulière, limitée, lui est-elle exclusive ?

A-t-elle une tendance aussi marquée qu'on l'a dit à s'isoler, à se circonscrire par groupes ou par lésions individuelles ?

Si l'*asymétrie* des lésions est, en effet, un bon caractère, en est-il de même de la coloration rouge vineux qui serait particulière à l'arthritide, comme la coloration rouge blafard à la scrofulide, la coloration fauve à la syphilide, la coloration naturelle à l'herpétide ?

Nous accordons une réelle importance à la *pauvreté de la sécrétion*, à la *multiplicité* des lésions, à la *durée* plus longue, à la *fixité* plus grande, à la fréquence des *récidives* dans les mêmes points, à l'absence de *prurit;* mais nous croyons que ces caractères sont primés par la notion d'une filiation héréditaire, d'une maladie douloureuse *à frigore*, etc., ainsi que nous le disions tout à l'heure.

En ce qui concerne le rhumatisme lui-même, la *forme* n'est pas indifférente. Suivant M. Guéneau de Mussy, nos eaux conviennent : dans les formes franchement chroniques, où les phénomènes réactionnels sont nuls ou peu accentués et l'excitabilité nerveuse modérée.... D'autres fois, cependant, le rhumatisme est subaigu par sa forme, mais chronique par sa durée ; l'excitabilité nerveuse est excessive ; ou bien l'on observe une série de paroxysmes, de bouffées fluxionnaires, qui s'éteignent pour renaître et se succèdent les unes aux autres ; dans ce second groupe plus que dans le premier, on peut rencontrer l'indication de l'arsenic à l'intérieur. » Il faut, ajoute M. Guéneau de Mussy, en traçant la limite de ces indications, « rassurer le malade sur l'exagération passagère de ses souffrances » qui se traduisent, sous l'influence de la médication, par des picotements incommodes autant que par des douleurs véritables, par de l'agitation, de l'insomnie, phénomènes qui s'observent souvent dans toutes nos cures et peuvent aller jusqu'à la courbature et une récidive véritable de l'affection rhumatismale, mais qui sont alors cependant de courte durée ; car « les choses changent bientôt de face ; le bien-être remplace promptement la courbature générale et la guérison ne se fait pas attendre (7) ».

Quant aux localisations et aux complications, c'est aux formes articulaires et cutanées que s'adresse plutôt la médication.

Tout le monde paraît d'accord pour repousser la médication alcaline chez les cachectiques, dans les cas invétérés et lorsque la maladie s'est déclarée à un âge très avancé. Nous acceptons ces contre-indications, tout en nous réservant le bénéfice de notre *alcalinité* moyenne et de notre spécialisation d'eau chlorurée-sodique arsenicale, éminemment reconstituante.

« Malgré certains malaises du côté du cœur, dit à ce sujet M. Noir (46), malaises qui auraient pu être une contre-indication, j'ai pu faire prendre des bains et des douches sans voir apparaître la plus légère complication : bien au contraire, tous les accidents ont cessé, dès que les symptômes rhumatismaux se sont amendés. » Cette affirmation, que garantit ma pratique personnelle, est rassurante.

IV. — Herpétisme.

Je suis toujours de ceux qui pensent que l'*herpétisme* est une vue de l'esprit. Hébra (47) en a débarrassé la dermatologie et il a bien fait. C'est à peine d'ailleurs s'il mentionne les doctrines de Saint-Louis (T. I, p. 414, 548) et il professe à cet égard un dédain par trop systématique ; mais, en ce qui concerne la « diathèse dartreuse », en quoi consiste la disposition morbide générale qui la caractérise ? « C'est, avoue le professeur Hardy (86), l'un des défenseurs les plus ardents de la doctrine, ce qu'il est impossible de dire. Chez les individus dartreux, le sang, les autres humeurs, le tissu nerveux et tous les autres éléments de l'organisation paraissent à l'état sain... L'existence de cette diathèse dartreuse ne repose sur aucun fait positif ou expérimental ; on ne l'admet que par induction, par hypothèse... » ; par exclusion, aurait-il pu dire ; car, dans les cas où l'on s'est trouvé « en face de leur transmission héréditaire, de leurs récidives... de leurs complications... ou *de leur alternance* avec des angines granuleuses, des bronchites chroniques, l'asthme, des gastralgies, des névralgies... », c'est l'impossibilité de rattacher les manifestations dont il s'agit à toute autre cause générale constitutionnelle, qui, seule, a fait admettre pour les expliquer une « diathèse herpétique ou dartreuse » (48), M. Doyon (47) avoue que « la seule idée que l'on puisse aujourd'hui se faire de l'herpétisme est toute subjective » (T. I, p. 556). Elle se réduit, dit-il, « comme l'a très bien démontré M. Durand-Fardel (*Traité des maladies chroniques*), à la notion du siège de ses déterminations régulières sur la surface cutanée ». « C'est là, dit l'auteur cité, un caractère commun aux diathèses les mieux caractérisées :

les articulations pour la goutte, le tissu fibreux pour
le rhumatisme, le système ganglionnaire pour la scrofule, la peau pour l'herpétisme..»

Pour moi, je ne trouve pas dans ces caractères
négatifs les éléments d'une diathèse. La transmission
héréditaire, les récidives d'une dermatose, s'expliquent aussi bien par une malformation, une dystro-
phie de la peau) ayant son point de départ dans un
vice d'évolution encore inconnu du système nerveux,
les complications ne révèlent qu'une disposition du
même genre dans les muqueuses; la symétrie des
lésions s'explique par la distribution symétrique des
nerfs eux-mêmes : M. Clifford Allbutt a autrefois (60)
insisté sur les rapports intimes qui existent entre les
maladies de la peau et les troubles nerveux; et à ce
sujet je mentionnais une théorie alors récente de
M. Léo Testut (56) d'après laquelle « les éruptions
cutanées, quelles que soient leur forme, leur étendue,
leur évolution, dépendent d'un fonctionnement anor-
mal d'une portion centrale ou périphérique du système nerveux » (1); la coloration naturelle (Bazin) de
l'herpétide est encore un indice de l'absence de tout

(1) Cette influence des troubles nerveux sur les dermatoses a été indiquée ou plutôt soupçonnée, il y a longtemps
déjà; mais la question est devenue actuelle; j'indiquerai
chemin faisant, les faits acquis, en tant qu'ils nous intéres-
seront. (V. l'art. de *Leloir* (104), dans la *Revue* de Hayem).

vice diathésique ; le prurit fait douter de l'intégrité parfaite des éléments nerveux au siège de l'éruption ; les localisations capricieuses, la forme incohérente et vagabonde, la tendance au groupement de l'herpétide, en admettant que ces caractères soient aussi tranchés que le veut M. Bazin, n'indiquent que la diffusion, si l'on peut dire, de cette tendance maladive originelle de la peau ; mais dans tous ces cas, on ne voit que des affections sinon locales, dans toute l'acception du mot, du moins exclusivement cutanées, des dermatoses essentielles, ou plutôt des dermatoses *sans épithète.*

Nous sommes d'autant plus intéressés à insister sur ce point que plusieurs auteurs réduisent à l'herpétisme les indications de La Bourboule dans les maladies de la peau. Sans être aussi exclusif, M. Bazin considère l'arsenic comme un spécifique dans le traitement de l'eczéma herpétique et, suivant M. Hardy, « le médicament le plus puissant pour combattre les manifestations dartreuses et particulièrement l'eczéma, est l'arsenic ; on peut même dire qu'il a, en quelque sorte, le monopole de la guérison de cette maladie ; *car c'est lui qui s'adresse le plus directement à l'action morbide du principe diathésique* sur le tégument externe, sans avoir toutefois la propriété de l'éteindre-radicalement ou de l'expulser de l'économie. » (*Leçons sur les maladies dartreuses,* 3ᵉ éd., p. 134).

Pour ceux qui admettraient, comme nous, que les

dartres sont les maladies essentielles de la peau, il faudrait conclure de ces assertions émanées de cliniciens aussi expérimentés que l'arsenic est le médicament par excellence de la peau, celui qu'il faudra employer dans tous les cas où la notion de diathèse échappe aux recherches, « où, comme le dit M. Bazin lui-même, le diagnostic de l'affection reste indécis ».

Cette question reviendra quand nous nous occuperons plus spécialement des dermatoses; mais dès à présent, nous pouvons dire avec Bouchard (87) : « à défaut même d'une notion pathogénique, comment est constituée cliniquement cette prétendue diathèse dartreuse? J'avoue que je l'ignore, et provisoirement je me refuse à admettre cette diathèse. »

V. — Syphilis.

La syphilis amène à La Bourboule un nombreux contingent de malades. Les anciens médecins de la station, comme les nouveaux, sont unanimes à constater l'efficacité de la cure dans les formes tertiaires de la maladie et y restreignent son emploi. C'est ainsi que se pose également l'indication du traitement arsenical pour Delioux de Savignac. Le moment de l'administration de l'arsenic dans la syphilis « ne correspond ordinairement, dit-il, qu'à la période tertiaire de la maladie; après le mercure, après l'iode, l'arsenic

vient quelquefois achever la cure ; et, mouvelle preuve
de son action élective sur la peau, *ce sont surtout les
syphilides qui avaient résisté aux traitements antérieurs*,
que l'on voit céder à l'influence de l'arsenic (39). »

Mais à quoi reconnaît-on la *syphilis tertiaire*, qui
n'est souvent que le bouc émissaire des dermatolo-
gistes? C'est chez nous que vient d'échouer surtout le
« scrofulate de vérole » après qu'il a fait le tour des
spécialistes et des stations thermales et qu'il a épuisé
l'arsenal des préparations de mercure et d'iodure de
potassium. Que reste-t-il alors de la syphilis? Pas
grand'chose.

J'avoue mon scepticisme à l'endroit de la syphilis
tertiaire, ainsi réduite. Assurément, personne ne peut
nier la filiation des accidents résultant des contacts
vénériens, et en particulier du coït ; et, dans une foule
de cas, l'analogie des accidents autorise à suspecter
le coït, en l'absence du commémoratif. Mais il en est
d'autres où cette analogie est très contestable. Le
syphiligraphe, lui, n'est jamais embarrassé. Pour lui,
tout coït est suspect ; et qui n'a pas, dans son passé,
un coït incertain? D'ailleurs il a sa pierre de touche :
l'iodure de potassium. Voici un malade atteint d'accidents cutanés de nature indécise. C'est un homme sérieux, un magistrat ; il est veuf, âgé, considéré ; il a
envie de guérir et n'a rien à ménager. Deux spécialistes éminents sont en présence, mais ils n'ont pu

arriver à un diagnostic satisfaisant, en raison de l'aspect mal caractérisé des accidents et des affirmations du malade. En désespoir de cause, ils donnent l'iodure de potassium. Le malade guérit ; toute hésitation disparaît : c'était la vérole !

J'ai recueilli ce fait, entre autres, dans l'une des cliniques les plus suivies de Paris. Voilà où nous en sommes, à la fin du siècle scientifique, au sujet de la syphilis tertiaire. Pour beaucoup de médecins, l'iodure de potassium est un critérium infaillible pour décider l'origine vénérienne d'une lésion. Cependant l'iodure de potassium, comme le mercure, comme l'arsenic, comme le soufre, sont des agents d'une portée très étendue, universelle, pour ainsi dire ; nous nous accordons à leur attribuer une action très générale sur tous les tissus et sur une infinité de lésions ; et l'iodure de potassium ne fait aucune distinction entre les libertins et les rosières. Comment y voir une pierre de touche des affections vénériennes ? Que dire d'une semblable augmentation au point de vue scientifique, et surtout au point de vue social ? Pour moi, je suis profondément convaincu que le dossier de la syphilis est surchargé et que le siècle ne s'achèvera pas sans qu'on ait vu s'émietter cet édifice scientifique de la vérole, si laborieusement construit par notre génération et par celle qui nous a précédés. Déjà, nous avons vu s'en détacher plus d'une pierre : les signes morphologiques des syphilides établies par l'école française sont contestés par l'école allemande ; ceux que donne l'école allemande sont contestés par l'école française ; et voilà qu'on nous annonce que la gomme syphilitique n'est histologiquement qu'un produit scrofuleux !

Ceci me ramène à La Bourboule. Quelle est véritablement son action dans les accidents tertiaires de la syphilis qui ont résisté au mercure et à l'iodure de potassium ? Je crois poser nettement la question :

En premier lieu, nous trouvons la cachexie syphilitique, où le malade peut bénéficier dans une large mesure de l'action reconstituante de nos eaux, qui réussissent, en général, dans toutes les cachexies ;

En second lieu, je placerai la syphilis viscérale et, dans la phase régressive, les gommes sous-cutanées, si tant est qu'elles soient distinctes de la scrofule.

Enfin, réservant les dermatoses, dont il sera question tout à l'heure, je retiens pour la cure de La Bourboule, les lésions osseuses suppurées. Quant aux autres, sans nier l'efficacité de la médication arsenicale suffisamment prolongée, je ne crois pas qu'elles aient rien à attendre d'une cure de vingt et un jours à La Bourboule ; ni qu'il y ait lieu de soumettre à l'usage d'un médicament d'une action relativement faible des lésions dont la ténacité défie les médications les plus énergiques.

VI. — Cachexies en général.

Nous avons cité précédemment cette opinion de M. Rotureau (41) que « les eaux de La Bourboule ont une action curative d'autant plus marquée que les accidents strumeux sont plus profonds et par cela même plus graves. » Le fait a paru général, à ce point que nous mettons La Bourboule au premier rang pour la cure des cachexies ; c'est la station des chétifs, des convalescents, des valétudinaires. On pourrait en dire autant de beaucoup de stations thermales ; car l'effet de la cure est, partout, d'autant plus appréciable que, le mal étant plus grave, l'amélioration est plus sensible, mais nous trouvons ici un exemple de l'action paradoxale qui caractérise aussi bien la médication arsenicale que la médication chlorurée sodique, toutes deux à la fois altérantes et reconstituantes.

« Les eaux chlorurées sodiques représentent, dit M. Durand-Fardel, une médication *reconstituante;* c'est-à-dire qu'elles agissent à la manière d'agents toniques et stimulants à la fois, sur les surfaces digestive et cutanée, et semblent poursuivre jusque-là les phénomènes les plus intimes de l'assimilation. C'est en vertu, sans doute, de cette action qu'elles possèdent des propriétés résolutives assez caractérisées... Les eaux chlorurées sodiques représentent encore une médication *altérante*, c'est-à-dire qu'elles modifient dans un sens très particulier certaines altérations toutes spéciales de l'organisme. »

On sait que cet auteur divise en trois groupes les eaux chlorurées sodiques, suivant qu'elles sont : 1° simples, 2° sulfureuses et 3° bicarbonatées sodiques ; et, que suivant lui, « les eaux de *La Bourboule* et celles de *Saint-Nectaire* représentent le type de ces dernières » (*Dict.*, I, 446).

C'est surtout au sujet de l'arsenic que cette action paradoxale a frappé les esprits. « Il existe dans la science, dit Gubler, un grand nombre d'interprétations diverses de l'action de l'arsenic ; on a dit successivement que c'était un hypothénisant, un altérant, un tonique, puis enfin un reconstituant. A notre avis, il est un peu tout cela. » (*Leçons*, p. 92.)

Comment s'expliquer, au effet, cette action remarquable de nos eaux dans les cachexies ? Le fait dominant dans la cachexie en général, c'est l'altération du sang : « diminution considérable et quelquefois altération des globules ; diminution de l'albumine et parallèlement augmentation dans la quantité des sels, des sulfates en particulier, augmentation de la quantité d'eau, hydrémie ; altération très importante de la plasmine, donnant au sang la propriété de se coaguler dans l'intérieur des vaisseaux : telles sont les altérations capitales que présente le sang dans les cachexies. Il faut y joindre accessoirement, et dans des cas particuliers, l'augmentation des globules blancs et la présence des matières étrangères, tels que les éléments cancéreux, les granulations pigmentaires et la graisse (50). »

D'autre part, l'arsenic altère les globules sanguins, dissout l'hémoglobine, compromet ainsi l'oxygénation ; il détruit même les globules, à dose toxique, il peut faire diminuer de soixante pour cent le chiffre de l'urée (51) ; s'il modère ainsi les combustions, il semble étrange, qu'il favorise l'élimination des produits morbides, et l'assimilation des éléments utilisables. Enfin, il détermine la surcharge graisseuse de la plupart des tissus (57), à ce point qu'il est conseillé par tout le monde dans les cures d'engraissement surtout « sous forme d'eaux minérales » (Gubler, *Leçons...*, p. 101) ; et la dégénérescence graisseuse plus ou moins généralisée est pour ainsi dire la règle dans l'empoisonnement arsenical (40). Il agirait donc dans le sens de la cachexie qui produit, qu'elle qu'en soit la cause : tuberculose, syphilis, paludisme ou cancer, l'infiltration graisseuse des organes (52), conséquence de la raréfaction des globules, véhicules de l'oxygène, qui n'arrive plus aux tissus en quantité suffisante pour brûler les graisses de désassimilation (87).

Cependant, Devergie signale l'amaigrissement comme effet des traitements arsenicaux prolongés, à ce point que l'on conseille à la fois la cure arsenicale contre la maigreur et la *polysarcie* (39) : question de doses, si j'en crois les expériences de Hayem et Delpeuch (72); mais j'aurai encore à m'expliquer plus loin à cet égard.

« J'ai longtemps, dit Delioux, partagé l'opinion que les composés arsenicaux... devaient, malgré leur efficacité thérapeutique en certains cas, exposer toujours l'organisme à descendre au-dessous de son degré d'activité normale ; que par suite, tout en guérissant, il leur était aussi impossible de donner aux fonctions nutritives l'élan nécessaire pour leur accomplissement, que d'ajouter des éléments d'assimilation au sang et aux organes qui en réclament. En d'autres termes, je les regardais, hypothénisants quand même, comme inaptes à tonifier et à concourir à aucune reconstitution. Mais sous l'empire des faits qui se sont produits devant moi, sans que je les eusse cherchés, mon opinion s'est modifiée ; et, lorsque j'ai vu, par exemple, des individus en proie à la *cachexie paludéenne*, mis en même temps à l'abri des retours fébriles et en possession de leur ancienne vigueur physiologique par le seul emploi de l'arsenic, sans intervention du fer ou du quinquina, force m'a bien été de ne plus contester au premier de ces agents son pouvoir tonique et reconstituant. Sans doute, ce n'est pas un sténoplastique direct et le sang n'a rien à lui demander, comme au fer, pour fabriquer des globules... l'essence de son action, en pareil cas, paraît être d'exciter ces nervules ganglionnaires, racines, si l'on peut ainsi dire, de la vie organique, sous l'influence desquels s'opèrent les actes primordiaux de la nutrition. Toujours est-il que celle-ci trouve souvent dans un médicament arsenical, un stimulant, étrange, si l'on veut, mais positif... » (39).

Je n'insisterai pas davantage. Si l'interprétation laisse à désirer, les faits du moins sont acquis. Sans parler plus longuement de la *cachexie paludéenne* et des *névralgies* qui en sont souvent la conséquence, de la *chlorose* « des filles des dartreux.... chez qui l'arsenic réussit mieux que le fer » (51), de la chlorose lymphatique et de la chlorose des enfants... des *anémies* qui accompagnent les formes chroniques de l'arthritisme des *dyscrasies arthritiques*, de la *cachexie diabétique*, sur laquelle je reviendrai et où les eaux sont indiquées « à condition que des complications gastralgiques ne mettent pas obstacle à leur emploi » (22), je n'hésite pas à conseiller. d'une manière générale, la cure à La Bourboule aux *convalescents*, à tous les *débilités*, aux *organisations chétives* dont l'évolution ne s'accomplit pas normalement, en dehors même de tout état diathésique, aussi bien qu'aux cachectiques de toute catégorie.

§ 2. — Tissus et appareils.

I. — Maladies des os et des articulations.

D'après ce qui précède, il est aisé de prévoir quel rôle La Bourboule est appelée à remplir dans le traitement des affections chirurgicales. Les maladies du tissu osseux y sont déjà traitées depuis longtemps. « Le nombre de malades atteints d'affection des os et du périoste est à lui seul, dit le docteur Pradier, beaucoup plus grand que celui de tous les autres malades réunis. Dans ce cas, le traitement, sans être plus long pour chaque saison, doit, en général, se continuer un plus grand nombre d'années, pour que la guérison soit obtenue. Le premier effet du traitement, appliqué avec méthode, est de diminuer les écoulements purulents, de faire détacher les esquilles et faciliter leur sortie; le travail de résolution et de recomposition se continuant ensuite longtemps après la saison, les malades nous reviennent, chaque année, dans un état d'amélioration plus prononcé qui leur donne une légitime confiance dans une guérison définitive. J'en dirai autant des arthrites traumatiques, passées à l'état chronique, et des arthrites rhumatismales, de la coxalgie, de la tumeur blanche. Pour la maladie de Pott, M. Peironnel cite un certain nombre de malades atteints du mal vertébral, chez lesquels le traitement minéral de La Bourboule a été assez heureux, non pas pour réparer les désordres produits, mais pour les enrayer ; c'est déjà un fort beau résultat qui suffirait, seul, pour recommander La Bourboule. »

Dans la *coxalgie* les résultats sont remarquables lorsque, surtout, la maladie a été prise au début. Plus tard, dans la période de *purulence*, il semble que d'autres variations sont aujourd'hui préférées ; du moins, il me semble que les malades de cette catégorie sont plus rares chez nous qu'autrefois et je l'attribue à la vogue plus grande des eaux salines ; cependant il n'est pas de médecin de La Bourboule qui n'ait eu à se louer du traitement dans cette affection à toutes les périodes et dans les *tumeurs blanches*, en général. « Quelque variée qu'elle soit, dit M. Peironnel, qu'elle ait son siège dans les parties molles ou dans les parties dures des articulations, qu'elle soit ulcérée, qu'elle soit ou ne soit pas compliquée de plaie pénétrante, qu'elle s'accompagne même de carie étendue des surfaces articulaires, la tumeur blanche peut être très favorablement modifiée par le traitement. Il en vient chaque année un grand nombre à La Bourboule. C'est une des maladies dans lesquelles on peut espérer le plus régulièrement un succès, sans en excepter même, comme nous venons de le dire, celles qui se compliquent de fistules et de carie. »

12.

Il s'agit moins ici, bien entendu, d'une guérison complète, impossible à espérer, que de la guérison des accidents et des complications; et d'une amélioration qui rend, autant qu'il est possible, le malade aux conditions de la vie normale. Mais au début, la guérison complète est assurée dans le cas favorable et c'est un moyen de l'obtenir d'autant plus précieux que les moyens de guérison sont rares.

II. — Catarrhes chroniques.

L'eau de La Bourboule combat la chronicité dans les catarrhes quel que soit leur siège en stimulant la torpidité de la muqueuse, qui entretient la fluxion catarrhale et l'hypersécrétion consécutive. C'est une stimulation en quelque sorte histologique, produite par l'arsenic dans l'intimité des tissus et qui se traduit : dans les bronches, par exemple, par la toux thermale ; ailleurs par des douleurs ; quelquefois par une suractivité passagère de la sécrétion catarrhale, bien que la fluxion thermale soit plutôt sèche, dans la généralité des cas.

La médication thermale agit encore en tonifiant la peau ; car la chronicité se traduit dans les catarrhes non seulement par la prolongation de la fluxion et de la sécrétion catarrhales, mais encore par la disposition de la muqueuse à s'enflammer par répercussion dans les coups de froid subi par la peau trop impressionnable.

Il y a peu de contre-indications dans les vrais catarrhes, qui représentent plutôt des états passifs que l'excès d'irritabilité. S'il en était autrement, la cure thermale ne peut que surexciter une muqueuse irritable : tandis qu'elle fait cesser la toux catarrhale entretenue surtout par l'hypersécrétion, elle augmente plutôt la toux nerveuse. Mais la phase d'initiation est toujours marquée par une toux « d'irritation », même dans les cas favorables ; et le malade doit en être prévenu pour qu'il ne s'en décourage pas.

De même, les autres sécrétions catarrhales des *angines*, des *otites* et *otorrhées*, des *blépharites*, des *leucorrhées*, peuvent être momentanément activées au début de la cure et le passage de l'arsenic à travers les tissus malades, dans les inflammations chroniques, peut y réveiller des douleurs, sans que le résultat ultérieur en soit compromis.

On conçoit que l'herpétisme ait été présenté comme une indication spéciale de la cure à La Bourboule les catarrhes » herpétiques », n'étant souvent — sinon toujours — que des catarrhes de percussion. C'est surtout au sujet des *bronchites chroniques* que cette indication se pose ; mais je n'hésite pas à généraliser l'indication à toutes les bronchites vraiment catarrhales, si l'on accepte mon interprétation du catarrhe chronique.

Dans le *coryza chronique*, dans la *blépharite*, l'otor-
rhée, comme dans la *leucorrhée vaginale*, il faut faire
la part de l'action topique de l'eau ; et la diathèse
scrofuleuse précise encore davantage les indications.

S'il fallait établir un parallèle entre ces eaux sulfureuses et l'eau de La Bourboule pour la cure des
catarrhes et de celui des bronches en particulier : je
dirais que les premières me paraissent plutôt indiquées pour « déraciner » les catarrhes tenaces chez
des sujets vigoureux ; mais que leur énergie même
les interdit aux organisations délicates qui manquent
de la vivacité nécessaire pour subir l'ébranlement
d'une médication perturbatrice, ou pour réagir contre
ces effets dépressifs qui suivent immédiatement les
cures de ce genre. Notre eau d'une *touche* plus légère
convient mieux aux chétifs, et chez eux, il faut toujours avoir présente à l'esprit la possibilité d'une dégénérescence tuberculeuse.

Au surplus, pour ce qui est de l'oreille, Garrigou-
Desarènes (113) conseille La Bourboule « dans les
affections strumeuses et exzémateuses en bains, injections et pulvérisations dans le nez » ; établissant
comme contre-indications : « l'état suraigu et les
épistaxis répétés. »

Pour le *larynx*, Ch. Fauvel y adresse surtout les
enfants, ou tout au moins les jeunes personnes. Les
affections qui ont toujours été le plus efficacement

combattues sont celles qui dérivent du lymphatisme, de la scrofule, de l'herpétisme et de l'arthritisme. J'ai vu, dit-il, beaucoup d'enfants atteints de strume du nez, des oreilles, de pharyngo-laryngite catarrhale avec épaississements et granulations de la muqueuse, atteints, en outre, d'adénite cervicale très prononcée revenir dans un état d'amélioration voisin de la guérison. Il faut évidemment, dans les cas anciens et graves, continuer l'usage de ces eaux à domicile et quelquefois retourner à la station pendant deux ou trois ans. J'attache une grande importance au traitement local si bien fait et si indispensable pour avoir raison de la turgescence molle et du catarrhe nasal pharyngien et laryngien de ces jeunes malades. Il est donc de toute nécessité que, malgré l'ennui que l'on peut en éprouver, le contact direct des eaux de La Bourboule avec la muqueuse malade, en pulvérisations, irrigations, inhalations, ait lieu chaque jour pendant une heure environ, avec de petits intervalles de repos. » (*Com. ms.*)

Les *catarrhes urinaires* réclament aussi leur place à La Bourboule. A cause de l'irritation vésicale qu'elle provoque, cette cure paraît nettement contre-indiquée dans l'état aigu, « mais on a remarqué qu'elle alcalinisait les urines, faisait rendre chez beaucoup de personnes des cristaux d'acide urique et différents graviers; on l'a vue déterminer des lavages salutaires chez celles qu'une saison antérieure, même à Vichy et à Contrexéville, n'avait pas débarrassées : force est bien de lui reconnaître une certaine action désobstruante, surtout contre la gravelle urique. Il sera donc utile d'en recommander l'usage aux personnes d'un tempérament lymphatique, sujettes à la goutte atonique, à la gravelle urique, aux rhumatismes goutteux. Il faudra l'éviter toutes les fois qu'il y a néphrite ou catarrhe de la vessie ; il n'en serait pas de même dans les cas de blennorrhée, de blennorhagie même (Escot). »

Il m'est arrivé de traiter accidentellement des *dyspepsies*, qui se sont améliorées sous l'influence de la cure, c'étaient ou des *catarrhes de l'estomac* ou des *dyspepsies flatulentes* d'origine atonique et des *bradypepsies* gastro-intestinales également asthéniques, je crois cette cure très indiquée dans les *diarrhées chroniques* des pays chauds, d'origine parasitaire ou malarienne, comme dans les *dyspepsies* que les paludéens rapportent des mêmes contrées à leur retour en Europe. Quant aux *dyspepsies herpétiques*, je ne les connais pas et je ne suis pas le seul (V. G. Sée (80), p. 166).

III. — **Asthme.**

« Un véritable *eupnéique*, c'est l'arsenic, dit M. le professeur Germain Sée (49) ; demandez-le plutôt aux montagnards de la Styrie qui mangent de l'arsenic, pour faire plus facilement leurs chasses dans la montagne. »

M. Guéneau de Mussy a relevé dans sa pratique des cas d'asthme guéris à La Bourboule avec une rapidité merveilleuse et que nous n'avons pas constatés dans les stations les plus renommées. Toutefois, il importe d'ajourner toute prétention par trop exclusive à cet égard et l'on peut accepter la répartition qui en est faite par le savant praticien dans les lignes suivantes, quelque imprévue qu'elle paraisse.

« Si l'élément arthritique ou névropathique prédomine (chez l'asthmatique), les eaux arsenicales de La Bourboule et du Mont-Dore peuvent être préférées aux cures sulfureuses. Celles-ci au contraire, seraient plus efficaces si l'élément strumeux était l'élément principal de l'état morbide, si le catarrhe était abondant et persistait entre les accès, si la constitution peu excitable ou profondément débilitée ne devait pas faire craindre l'action des stimulants. » (*Clinique médicale.*)

Je me suis placé à un autre point de vue (90) pour poser les indications des eaux de La Bourboule dans l'asthme, qu'il soit essentiel, diathésique ou purement *bronchorrhéique*. Sous ce dernier nom, j'entendais, dans la première édition de ce livre, cette transformation de l'asthme franc où le spasme disparaît presque et où domine la toux bronchorrhéique, quinteuse, *visqueuse*, impuissante, pénible, entretenue par une sécrétion anormale, modérée mais incessante et plutôt bronchorrhéique que vraiment catarrhale.

En dehors de toute diathèse, l'asthme est décomposable en ces quatre éléments ; le spasme, le catarrhe, l'emphysème et les troubles cardiaques.

Chez les enfants, on peut observer le spasme isolé au début de la crise ; dans la grande majorité des cas, sinon dans tous, il débute par le larynx ; toujours il se complique, au bout d'une certaine durée, de l'élément catarrhal qui est un résultat de la congestion mécanique du poumon et peut engendrer une broncho-pneumonie, complication des plus graves à cet âge, lorsqu'elle est *vraie*, car un asthme catarrhal purement spasmodique peut simuler la bronchopneumonie et céder quand même à une simple fumigation.

Chez le vieillard, l'emphysème est la règle, et le catarrhe, devenu chronique, est, pour ainsi dire permanent et ne va pas sans un certain degré de congestion inflammatoire ou d'œdème.

Chez l'adulte, on trouve tous les degrés intermédiaires. L'emphysème est commun et la bronchopneumonie consécutive est rare. Il est difficile que l'asthme puisse exister depuis un certain temps sans troubles cardiaques. Et l'on conçoit que des troubles cardiaques puissent engendrer des phénomènes dyspnéiques de la nature de l'asthme. Le spasme apparaît souvent à la suite du catarrhe, mais il peut être primitif ; et, chez l'enfant, on ne saurait contester son essentialité dans une foule de cas.

Sans la contre-indiquer, les troubles cardiaques contrarient la cure. Seule, l'excitabilité maladive du cœur provoque le spasme, entretient la toux et nécessite une certaine prudence dans l'administration de l'eau sous toutes ses formes. Mais les malades peuvent encore retirer un réel bénéfice du traitement et il y a si peu de chose à faire que je n'hésite pas à passer outre.

L'emphysème n'est pas modifié non plus dans sa lésion anatomique, mais la cure modère encore ultérieurement la tendance au catarrhe ; et il y a une cachexie des emphysémateux et des asthmatiques qui est encore une indication.

Le spasme essentiel peut ainsi être modifié indirectement par l'action des eaux, en ce sens qu'elles modifient la constitution ; et, en dehors de toute diathèse classique, il n'est pas douteux que l'asthme des enfants peut tenir à un état constitutionnel, généralement arthritique. Chez l'enfant, du moins, on peut compter sur une guérison définitive de l'asthme, j'ai sous les yeux un jeune homme de dix-sept ans, dont j'ai autrefois raconté l'histoire. L'asthme a débuté chez lui à l'âge de neuf mois et s'est maintes fois reproduit depuis, sous toutes les formes, depuis la bronchite spasmodique jusqu'à la dyspnée cardiaque. Pendant cinq ans, j'avais pu le croire guéri, lorsque survint, sous l'influence d'une émotion vive et d'un refroidissement, une nouvelle crise qui se prolongea cinq mois avec des alternatives de bronchopneumonie et de simple bronchorrhée et força l'enfant à interrompre ses études. Il fit une nouvelle cure à la Bourboule; et depuis, l'asthme n'a plus reparu. Il est aujourd'hui grand et vigoureux; et le cœur, qui a présenté un moment un commencement d'hypertrophie, s'est remis en équilibre avec le reste du corps.

Et, s'il peut paraître douteux que la cure agisse sur l'élément spasmodique de l'asthme, on ne saurait nier sa puissante action sur l'élément catarrhal, qui peut devenir dominant dans la transformation bronchorrhéique de l'asthme.

IV. — Maladies nerveuses.

Il y a quelques années, la cure de La Bourboule était très redoutée dans les maladies nerveuses, en raison de l'action excitante de l'arsenic. Mais les maladies nerveuses sont trop diverses et trop complexes pour qu'il soit permis de généraliser une telle contre-indication ; de fait, l'action de l'arsenic sur les centres nerveux est toujours très controversée, par suite,

évidemment, de la complexité des phénomènes nerveux ; et les maladies nerveuses sont venues peu à peu
enrichir, à leur tour, notre clientèle thermale. On le
comprend, pour peu que l'on jette un coup d'œil sur
la nomenclature des troubles nerveux contre lesquels
ont été employées avec succès les préparations arsenicales. « Sous leur influence, disait Delióux de Savignac,
dans l'article déjà vieux que j'ai cité (39), tantôt c'est
la douleur qui se calme, comme nous l'avons déjà vu
dans les névralgies périodiques ; tantôt ce sont des
spasmes, des convulsions même qui sont victorieuse-
ment réprimés ; ici les exaltations ou les perversions
de la sensibilité trouvent un frein, ici les abaisse-
ments de la force nerveuse un stimulant efficace. Parmi
les lésions... qui obéissent à l'action modificatrice de
l'acide arsénieux, nous voyons particulièrement les
suivantes : la *gastralgie* (Bretonneau, Wahu, Millet) ;
l'*hystéralgie* (Millet) ; la *chorée* (Alexander, Girdles-
tone, Th. Martin, Falter, Grégory, Henoch, Romberg,
Reese, etc.) où l'arsenic paraît surtout convenir,
d'après Aran, dans les cas rebelles, opiniâtres, avec
formes bizarres et anomales ; l'*asthme* (Ettmüller,
Alexander, Moscati, Trousseau, Millet, Massart) ; la
coqueluche, dont l'arsenic tendrait à abréger la durée,
d'après Millet. Citons encore : les troubles nerveux
qui accompagnent la *chlorose*, contre lesquels M. Isnard
a trouvé l'arsenic très avantageux en même temps

qu'il venait en aide à l'action reconstituante du fer ; la *mobilité nerveuse* et les diverses manifestations de l'*état nerveux* (Isnard, Bouchut) ; les *vertiges nerveux* que j'ai vus céder parfois très heureusement à l'acide arsénieux à petites doses. Citons enfin l'amyosthénie ou débilité musculaire, et particulièrement celle des membres inférieurs, où il y a à faire l'une des plus utiles applications de ce médicament. »

Ceci était écrit en 1867 ; la nomenclature s'est allongée depuis vingt ans, mais, surtout, la pathologie des maladies nerveuses a été remaniée de fond en comble ; et, même depuis 1881, époque où se publiait la première édition de ce livre, il n'est pas d'ouvrage traitant ce sujet qu'il ne faille remanier de même.

Mon cadre ne comporte pas une discussion approfondie de ces indications. Il faudrait pour le faire un champ plus vaste ; il faudrait oublier surtout que ce petit livre, auquel, cependant, les lecteurs ne manqueront pas, ne sera pas pris au sérieux par la grande littérature médicale, et, ayant parfaitement conscience de ce rôle modeste, je me bornerai à déblayer un peu le terrain.

I. — Les *névralgies* constituent l'une des indications les plus nettes de la cure. Il faut en excepter, sans doute, celles qui sont entretenues par la compression ou l'irritation des nerfs par une tumeur ou une lésion d'organes voisins, échappant elles-mêmes à l'action médicatrice ; encore pourrait-

on traiter de cette manière celles qui reconnaissent
pour cause des exsudats, des caries, des périostites.

En revanche, il en est pour lesquelles l'efficacité de
la cure arsenicale a été de tout temps admise ; telles
sont les névralgies paludéennes on anémiques.

Je remarquerai, en ce qui concerne les névralgies
de refroidissement, que les pratiques balnéaires peuvent souvent réveiller la douleur ; mais on ne saurait
y voir une contre-indication : la cure s'attaque encore
à la disposition névralgique, et l'on peut mener la
cure à bien en s'aidant de l'ignipuncture pour faire
cesser la douleur quand elle reparaît ; ces pointes de
feu n'obligent même pas à interrompre le traitement
quand on n'a pas affaire à des malades trop sensibles.

II. — Par extension, la cure s'applique aux *hyperesthésies* périphériques et aux *migraines* dont Bouchard
a rappelé récemment (87) la parenté fréquente avec
les maladies arthritiques. Pour celles-ci, on se trouvera bien d'y associer l'iodure de potassium ou de
sodium, à petites doses.

III. *Fatigue nerveuse.* — Il fut un temps, qui n'est
pas éloigné de nous, où l'on eût passé pour un théo-
ricien ou un rêveur pour oser patronner une maladie de la nature de celle-ci. Je pourrais me flatter
d'être un de ceux qui l'ont osé dès cette époque, si
l'étude de ces maux de nerfs qui s'échelonnent entre

les antiques « vapeurs » et la « névrose » contempo-
raine n'était pas vieille comme le monde.

Si vieille, en effet, que nos anciens l'ont souvent
mieux observée que nous, cette névropathie si variée
sous des noms divers ; compliquée, comme le sont les
sensations, les actes et la pensée ; reflétant les nuances
changeantes des passions, des vices, des modes, des
hérésies, des guerres, des civilisations au travers
desquelles évolue l'humanité, si impressionnable et
si mobile.

Toutefois, les anciens ne pouvaient pas pressentir le
surmenage contemporain, ni cette expression morbide
de la fatigue nerveuse que nos successeurs auront à
démêler parmi les symptômes de l'hystérie, comme
dans les suggestions de l'hypnotisme qui ne sont
chose nouvelle que parce que les médecins ont enfin
consenti à les prendre au sérieux.

La Bourboule sera un jour la station thermale des
surmenés, des fatigués des deux sexes, dont la liste
est longue et qui viendront y puiser, chaque été, des
forces nouvelles pour la lutte de la vie.

Ce n'est pas qu'elle convienne à tous. Malgré la délicatesse de touche et, je puis dire, la douceur de cette
médication, elle est encore trop énergique pour certaines constitutions trop chétives ou trop impressionnables, soit que la faiblesse et l'impressionnabilité
maladive qu'elles présentent résultent de la maladie

nerveuse elle-même et soient une conséquence du surmenage poussé à l'excès : *acquise*, dans ce cas et susceptible de disparaître tout à fait dans de bonnes conditions de vie et de régime, maintenues après la cure; soit qu'elles tiennent véritablement aux dispositions constitutionnelles, chez des sujets qui, nés chétifs, vivront et mourront chétifs, après avoir souffert de tous les heurts de la vie, que les chétifs, s'ils sont, en outre, des nerveux, subissent plus péniblement que le commun des hommes.

Pour préciser : la médication thermale de La Bourboule, pour être moins excitante que la médication sulfureuse, par exemple, n'en exige pas moins une certaine résistance, n'en entraîne pas moins une certaine fatigue. Si l'on n'y prend pas garde, si le médecin n'a pas soin de graduer la cure, les nerveux sont particulièrement éprouvés par le traitement; et c'est chez eux que s'observe surtout cette *fièvre nerveuse*, qui est la manifestation la plus commune de ce que l'on peut appeler le surmenage thermal, lequel vient s'ajouter aux effets du surmenage initial qui a conduit le malade à réclamer la cure.

Elle n'est pas directement sédative comme le seraient Gastein, Néris ou Lamalou et c'est plutôt à ces stations thermales et à leurs analogues, aux sources faiblement minéralisées, qu'il faudrait adresser les chétifs dont nous parlons et chez qui le bain d'eau tiède lui-même est puissamment tonique, en ce qu'il apaise l'irritabilité nerveuse, cause d'épuisement nerveux. Mais l'arsenic, à dose toxique, du moins, est un paralysant du système nerveux central : sous son influence, les centres réflexes de la moelle deviennent moins excitables (Sclareck); et l'effet définitif de son emploi prolongé est l'apaisement de l'élément convulsif, dans ces désordres de l'irritabilité.

Nos installations balnéaires et hydrothérapiques facilitent toutes les atténuations désirables. C'est dans le traitement des affections dont il s'agit que l'on comprend surtout l'utilité de nuancer pour ainsi dire les pratiques hydrothérapiques ou balnéaires, et les résultats de la cure sont ici en raison de la docilité du malade, pourvu qu'il ait affaire à un médecin judicieux, expérimenté et discret dans l'administration du médicament.

La Bourboule agit dans la fatigue nerveuse de deux manières : soit indirectement, en réconfortant la constitution affaiblie, soit directement par l'action substitutive de l'arsenic en particulier, qui exerce sur les éléments des tissus nerveux la même action que sur les autres : c'est-à-dire que, porté par la circulation jusque dans le protoplasma inter et intra-cellulaire, il y surexcite le mouvement d'assimilation comme le mouvement de désassimilation; il active la circulation locale et l'élimination du processus morbide, s'il en existe.

Il fut un temps où l'on n'admettait pas que des modifications anatomiques du tissu nerveux central pussent exister autrement que persistantes et incurables; tout symptôme reconnaissant cette cause histologique devait résister aux traitements les plus rationnels.

Aujourd'hui il n'en est plus de même. Nous connaissons un grand nombre de troubles graves ou même légers de la fonction nerveuse où l'on est conduit à affirmer de ces processus histologiques et qui pourtant disparaissent un beau jour sans laisser de traces. Force est bien d'admettre que ces processus, réputés persistants, s'éliminent dans le système nerveux comme ailleurs et que la fibre nerveuse, comme la cellule, sont susceptibles de réparation, de manière que l'intégrité de l'élément nerveux fonctionnel se rétablisse véritablement.

Or, l'arsenic est l'un des médicaments — non pas le seul — qui se spécialisent pour cette indication thérapeutique, et l'arsenic est secondé ici par le chlorure de sodium, sans parler des autres éléments minéralisateurs, dont l'action n'est pas non plus indifférente; et, loin de regretter ces associations médicamenteuses, je les recherche, au contraire, pour ma part, dans le traitement des maladies nerveuses, comme dans certaines dermatoses, où les iodures de potassium ou de sodium m'ont paru produire de bons effets. Il est rare que ces médicaments n'aient pas déjà été essayés par le médecin, dans les cas d'irritabilité nerveuse, soit qu'il ait compté sur une action directe du sel de potassium ou de sodium sur les centres nerveux, soit qu'il ait visé l'arthritisme, eu égard à l'action incontestable du froid dans l'aggravation ou la réapparition des phénomènes qui la caractérisent, mais il est commun également que ce sel n'ait pas été supporté par le malade ou qu'il n'ait pas produit ses effets en ce qu'il exerce lui-même une action excitante ou irritante sur le système nerveux l'hyposthème consécutive. Associé à la cure, il bénéficie de l'action reconstituante qu'elle exerce et s'ajoute à l'arsenic pour relever la nutrition et calmer ainsi les phénomènes qui trahissent la fatigue nerveuse.

Quels sont maintenant ces phénomènes? Quels sont les caractères de ces maladies de surmenage physique ou moral qui ressortissent à la cure bourboulienne?

Ils sont complexes; plusieurs d'entre eux sont de nature à donner le change en simulant une maladie grave; et souvent ils sont assez persistants pour que l'énervement constitue, quoi qu'on dise, une maladie réelle.

Les symptômes de la fatigue nerveuse apparaissent généralement d'une manière assez brusque, bien que l'évolution en soit ordinairement progressive, en dehors des cas où l'ébranlement nerveux a été la consé-

quence d'une émotion ou d'un chagrin subit; mais il
est difficile d'établir une préséance entre ces symptômes : l'ordre dans lequel ils se manifestent dépend
à la fois du degré de susceptibilité physiologique de
telle ou telle partie de l'appareil nerveux et de l'attention que le malade y prête : le penseur et l'écrivain
s'inquiéteront surtout des troubles visuels ou de l'insomnie; la femme nerveuse des rachialgies ou du vertige; chez quelques-uns la folie elle-même peut éclater
tout à coup, parce que le malade a négligé les aver-
tissements qu'il recevait depuis longtemps de tous les
organes des sens; chez d'autres, l'analyse des symptômes est, dès les premiers jours, si minutieuse que
ceux auxquels ils font leurs confidences, amis, parents,
médecins, n'y voient que les élucubrations maladives
de l'hypochondrie. C'est le grand chagrin des nerveux,
que cette indifférence pour leurs maux de la part de
ceux dont ils attendent des consolations ou des secours;
la fatigue nerveuse s'en aggrave, et de même que le
repos de l'esprit et la paix du cœur, reconquis for-
tuitement ou méthodiquement par le névropathe, sont
une condition de guérison; de même le mécontente-
ment et le dépit que lui causent les ricanements bêtes
d'un médecin rubicond ou d'un ami gros mangeur au
récit fastidieux, sans doute, de ces mille misères,
poussent au paroxysme l'irritabilité nerveuse et ses
conséquences.

Il en résulte que le tableau de la maladie peut être varié comme le sont les noms qu'on lui donne ; mais tous ceux qui l'ont observée de près savent que l'on simplifie singulièrement la description des phénomènes en les groupant et lorsqu'on en donne l'interprétation qui m'a toujours paru la plus logique. Il semble que la force nerveuse soit épuisée ; et, tout en étant mise en jeu d'une manière souvent désordonnée par la moindre excitation, elle ne détermine qu'un mouvement indécis. Il en résulte une adaptation précaire dans tous les appareils sensoriels ; et les troubles de l'équilibre, de la vue, de l'ouïe, le peu de vigueur de l'attention, l'affolement fréquent du regard ne sont que les expressions diverses de cette impuissance de l'appareil moteur.

On peut pressentir d'après cela toute la sériation des phénomènes.

A. *Troubles cérébraux.* — Le phénomène capital dans la fatigue nerveuse intellectuelle, c'est l'*absence*, dont les malades sont très portés à s'exagérer l'importance et que je me suis attaché bien des fois à définir, obligé de me répéter souvent comme tous ceux dont la voix est peu retentissante. C'est un sujet que j'ai traité bien des fois, en effet, lorsque des premiers, — le premier, je crois — je lançais dans la presse ce néologisme de *surmenage intellectuel* qui étonnait naguère, dans la bouche de Mgr Freppel, à la tribune de la Chambre des Députés, certains journalistes dont le purisme soudain nous a, de notre côté, tout à fait surpris.

J'ai comparé le système nerveux fatigué à ces chaudières usées des machines à vapeur, qui laissent échapper la vapeur par des fissures souvent invisibles ou déclarées tout à coup. Ces chaudières ne *tiennent pas la pression*, comme disent les mécaniciens; et, de même aussi, le système nerveux des surmenés ne *soutient pas l'effort*.

Qu'y a-t-il au fond de cette usure nerveuse? La force nerveuse est-elle ou non momentanément désorganisée? Nous aurons à l'examiner plus tard; mais il est certain que l'appareil cérébral, puisque c'est de lui qu'il s'agit, est incapable d'un effort prolongé et c'est par l'*absence* que se traduisent les défaillances de la pensée.

Il n'y a pas, au début, d'autre trouble. Ce n'est pas dans ces conditions que se déclarent les folies nerveuses curables ou incurables. Elles résultent d'une usure plus complète de la fibre nerveuse, ou d'une sidération soudaine qui paralysent également les fonctions. Mais l'on conçoit qu'entre ces états : absence et folie, il puisse n'y avoir qu'une différence de degré; et, d'ailleurs, les nuances sont variées et nombreuses dans les phases intermédiaires, comme aussi l'évolution de l'une à l'autre n'est nullement fatale : la folie chez les surmenés est toujours, Dieu merci! une rare exception.

D'ailleurs, la *folie névropathique* ne contre-indique pas la cure, ainsi que nous le verrons.

Toutefois on ne saurait trop exagérer les dangers du surmenage intellectuel au sujet duquel il s'est produit, dans les récentes discussions de l'Académie de médecine, des opinions si opposées. Assurément, M. Brouardel a eu raison de faire grande la part du séjour dans les grandes villes; comme M. Féréol de faire celle des autres causes de névropathie; M. Perrin, celle de la fatigue oculaire; mais la vérité, selon moi, est du côté de MM. Lagneau, Peter, Hardy, Dujardin-Beaumetz, Léon Lefort, Rochard. Il se peut que les effets du surmenage scolaire se manifestent d'une manière moins générale qu'on ne le croit; mais il est impossible que des cerveaux d'enfants ne soient pas fatigués par le travail qu'on exige d'eux; et personne ne contestera qu'une contention d'esprit trop prolongée ne puisse fatiguer les cerveaux de tout âge. Toute la question est là. Or, l'énervement cérébral persistant peut engendrer un état maladif de l'attention qui ne se guérit jamais complétement. Voilà la vérité.

Au contraire, ce trouble de la pensée, ces *absences*, ces lacunes de la mémoire, qui ne sont, ai-je dit ailleurs, que l'impuissance de l'effort d'attention nécessaire à la recherche du souvenir dans le casier cérébral, n'ont, par eux-mêmes, rien de bien inquiétant lorsqu'on a su les rapporter à leur véritable cause : le travail excessif; et que l'on a la sagesse et le pouvoir de s'arrêter dans cette voie d'*emballement* que connaissent bien tous ceux qui ont passé des examens ou qui se sont passionnés à un moment donné pour tel ou tel travail d'esprit et de plume.

Autrement, à la fatigue succédera l'inertie; et c'est dans ces circonstances que le peintre, le journaliste, le romancier, le dramaturge, l'écrivain besoigneux, s'acharnant au travail, concentrant leur attention avec tout l'effort dont ils sont encore capables sur l'objet qui leur échappe, s'épuisent dans la lutte, et, un beau jour, ont « perdu la tête ». Ce qu'ils ont perdu c'est en réalité les rênes de leur attention, si l'on veut bien me passer encore une métaphore; c'est leur pensée qui leur échappe; la force nerveuse, d'abord défaillante, est désormais paralysée, quelquefois sans retour.

Que s'est-il passé dans l'intimité du tissu cérébral? On l'ignore; mais si l'on s'en réfère aux effets connus du surmenage musculaire, on peut supposer une surcharge du tissu nerveux par les produits de désassimilation, sans qu'il y ait jusque là d'altération de la cellule ou de la fibre nerveuse elle-même.

Un phénomène commun de cet état, c'est l'*insomnie* que j'ai retrouvée ailleurs (22) dans des conditions particulières d'énervement qui rappellent les effets du surmenage. L'insomnie est l'infirmité des littérateurs trop préoccupés de leur sujet, comme de certains affligés dont un violent chagrin a momentanément exalté l'impressionnabilité. Ceux qui ont éprouvé ce genre d'insomnie connaissent la sensation de fourmillement ou de *bouillonnement* cérébral qui l'accompagne. Elle peut cesser par le changement de l'attitude au lit, une promenade dans la chambre à coucher, comme si elle était causée par une répartition vicieuse du sang dans le cerveau, par des anémies partielles de certaines régions ; en tout cas, elle est entretenue par la préoccupation dominante ; et l'on arrive encore à retrouver le sommeil, quand, par une lecture quelconque, on substitue à l'objet de la préoccupation maîtresse de la pensée, l'intérêt qu'attire à lui le héros d'un roman de mœurs ou d'aventures ; en un mot, lorsque l'on parvient à distraire l'esprit.

De même, le repos et la distraction sont-ils les meilleurs remèdes au surmenage cérébral. Il faut savoir, quand on travaille, lâcher la bride à sa monture, dût-elle vagabonder en dehors de la route suivie ; il ne faut pas poursuivre une idée qui se dérobe, il faut savoir attendre que le cerveau reposé la laisse ressaisir, lorsque l'attention aura recouvré son énergie, et il est à remarquer que l'on gagne ainsi du temps. Surtout il ne faut pas se désespérer : ce n'est pas de l'idée que l'on peut dire : *violenti rapiunt illud ;* le bon travail intellectuel est le travail calme.

On croirait qu'une station thermale est surtout utile aux surmenés par les distractions qu'on y rencontre ; mais ce genre de distractions serait plutôt nuisible à des cerveaux qui ont à reconquérir le calme ; aussi n'est-ce pas le plaisir ou les fêtes que nous devons rechercher pour nos nerveux fatigués ; ils se trouveront bien mieux d'aller s'ensevelir dans la solitude de nos forêts tranquilles et s'isoler sur nos plateaux déserts où l'on *entend le silence.*

Or, la meilleure médication thermale à notre station est non pas, — à mon avis — la douche froide à laquelle on aime à livrer tous les névropathes, mais le bain tiède, un peu prolongé, et la douche chaude à jet modéré. Surtout, qu'ils évitent de lire dans le bain, même le journal ; c'est une bonne occasion d'appliquer le conseil que je donne, pour ma part, avec insistance à mes malades surmenés : *ne penser à rien.*

B. *Vertige.* — Le vertige est un trouble analogue de la fonction d'équilibration. Il peut affecter toutes les formes : *agoraphobie, délire des espaces,* etc. En réalité le vertige, que j'appellerai physiologique, résulte de l'incertitude de la notion de milieu qui rend indécise l'adaptation pour l'équilibre. Je crois l'avoir démontré suffisamment dans ma thèse inaugurale (*Considéra-*

tions sur la coordination des mouvements d'ensemble, Paris, 1872) et dans mon livre de l'*Attitude de l'homme*. Dans l'énervement il résulte plutôt de l'impuissance de l'effort tonique nécessaire au maintien de l'adaptation d'ensemble des groupes musculaires qui concourent à l'équilibration.

C. *Troubles sensoriels.* — On trouvera la même impuissance de l'adaptation dans les troubles visuels de l'énervement; et dans les troubles auditifs qui peuvent être le point de départ du vertige aussi bien que dans le *vertigo ab aure læsa.*

Mais plusieurs des phénomènes qui caractérisent cet état ne sont que des *hyperesthésies* atteignant souvent le degré qui constitue la douleur.

Parmi les *douleurs*, la plus commune est la *rachialgie* ou douleur rachidienne, qui n'est souvent méconnue que parce qu'elle est difficile à constater. On a dit qu'une pression légère était suffisante : il faut, au contraire, une pression énergique. Quand on presse ainsi avec la pulpe du pouce au niveau des apophyses épineuses, on fait pousser un cri au malade, qui, en même temps, réagit contre la pression par une contraction musculaire violente de tout le tronc. La même réaction se produit dans certains cas, sous l'influence d'une pression le long des gouttières, aux flancs, aux fesses et dans les membres inférieurs. Ce n'est pas le mouvement de recul des névralgies par lequel le malade semble vouloir se soustraire à la douleur ; c'est plutôt un mouvement de propulsion... La sensation elle-même est intermédiaire entre la douleur et le chatouillement. La rachialgie est le plus souvent dorsale et lombo-dorsale ; mais elle peut exister au cou et remonte jusque-là quand le mal progresse.

Suivant Peter (93), « la *céphalalgie* est le phénomène primordial, nécessaire, obligé, qu'on observe au début de tous les cas de surmenage cérébral : soit seul, soit comme le premier terme de séries morbides variées aboutissant, l'une à la *fièvre de fatigue*, l'autre à la *fièvre typhoïde* ». C'est en vain qu'on a voulu rapporter cette *migraine* à l'accommodation forcée. Ce n'est pas moi qu'on accusera de méconnaître l'influence de l'effort d'adaptation de l'œil dans la fatigue, mais il faut distinguer la courbature de l'œil de la « courbature cérébrale » suivant le mot de Peter. Elle concourt à engendrer la migraine, aussi bien que la fatigue des muscles du cou résultant de l'attitude vicieuse prolongée de la tête dans le travail : en particulier dans le travail de copie ou de recherches, qui engendre une sorte de *torticolis* passager sur lequel personne, que je sache, n'a encore insisté et qui est bien une forme de migraine. Mais il y a réellement une migraine cérébrale que Blache (94) avait indiquée et qu'il distinguait bien dans l'énumération des moyens thérapeutiques à opposer aux « céphalalgies de croissance ». Or, cette

migraine cérébrale, cette courbature de surmenage
est une fatigue résultant de l'effort d'attention prolongé et que l'on peut expliquer, comme la courbature musculaire par « l'épuisement de la cellule (cérébrale) vivante et l'encombrement de la cellule morte »
par la créatine, la créatinine, l'inosite, l'acide lactique,
que sont comme les « cadavres ou produits cadavé-
riques de la fibre musculaire usée, oxydée, détruite »
(Peter). Là encore, il n'est pas téméraire d'espérer que
l'arsenic, médicament cérébral, exercera sur l'élément
histologique son action substitutive, en dehors de
l'action reconstituante qu'exerce l'eau dans son ensemble ; et il ne faut pas oublier la parenté arthritique de la migraine, maladie complexe, d'ailleurs,
« état douloureux, crânien, unilatéral ou bilatéral,
ressenti dans la zone des branches supérieures du
trijumeau ou de l'occipital, avec participation des
nerfs ciliaires, avec participation fréquente des nerfs
optiques et acoustiques, avec participation très fréquente du pneumogastrique, le tout compliqué d'encé-
phalopathie et accompagné accessoirement de spasme
ou de paralysie du sympathique cervical » (Bouchard),
et qui n'est souvent qu'une courbature des muscles
du cou résultant de l'attitude vicieuse de la tête, au lit,
ou à une portière de chemin de fer ou du froncement
prolongé des sourcils, dans les promenades au soleil,
comme l'indiquait Briquet, il y a longtemps déjà.

D. Troubles viscéraux. — La sensibilité viscérale peut être pervertie ou troublée de façon diverse. Krishaber avait cru même les troubles cardiaques assez fréquents pour donner à cette forme d'énervement le nom de *nevropathie cérébro-cardiaque*, et c'est sous ce titre que le *nervosisme* de Bouchut a fait son apparation nouvelle ; depuis, Jaccoud a consacré dans le supplément de sa *Pathologie* (2e édition) un chapitre spécial à ce que les Anglais appelaient déjà *irritabilité cérébro-spinale ;* et c'est sous cette dernière dénomination que se groupent aujourd'hui les phénomènes dus à l'énervement que l'on démêle peu à peu dans le chaos de l'ancienne *mobilité nerveuse* et de la moderne *hystérie.*

Les troubles cardiaques révèlent encore, suivant moi, l'impuissance de l'effort ; ils se traduisent par la *défaillance* passagère du cœur et passent souvent inaperçus du malade lui-même.

La *gastralgie* est plus rare dans l'énervement ; à mes yeux, elle en est indépendante.

C'est encore l'impuissance de l'effort que révèle la *dyspnée* d'énervement. Je n'insiste pas, quoiqu'il m'en coûte d'abandonner ce sujet.

C'est que, en dehors du surmenage intellectuel, la fatigue nerveuse, dans toutes les modalités qu'elle revêt, depuis l'énervement passager jusqu'à l'irritabilité cérébro-spinale, reconnaît aussi pour causes le cha-

grin, les émotions morales pénibles et la fatigue musculaire; et l'on conçoit que les moins résistants se
laissent aisément déséquilibrer, quand toutes ces
causes concourent à la fois et que la nécessité du travail interdit le repos et aggrave la fatigue des conditions de la faiblesse et du découragement.

L'expérience m'a rendu indulgent pour les préten-
dus *hypochondriaques* qui souffrent moins de leurs
misères que de l'indifférence d'autrui. J'ajoute qu'un
médecin judicieux les guérit moins encore par la diète
de café, la valériane et la cure thermale que par l'attention qu'il accorde à leurs confidences et la confiance
qu'il arrive à conquérir, en leur révélant l'origine de
leurs maux.

Toutefois cette connaissance ne suffit pas et
c'est à la cure de La Bourboule que j'attribue la plus
heureuse influence dans les guérisons totales ou partielles des cas de ce genre que j'ai pu observer sur
moi-même et sur les autres.

IV. *Névroses.* — Nous avons à traiter à La Bourboule
une foule d'affections nerveuses de l'ordre des névroses;
mais je ne saurais encore, à l'heure qu'il est, établir
les indications, non plus que les contre-indications
de nos eaux dans ces maladies, soit qu'on les considère dans leur étiologie vague; soit qu'on envisage la
possibilité d'une action substitutive de l'arsenic dans
les centres nerveux où peut exister la lésion causale;

soit que l'on vise en particulier l'un ou l'autre des symptômes : hyperesthésie, douleur, anesthésie, *paresthésie*, convulsions, crampes, spasmes, contractures, paralysies, délires divers, qui se retrouvent isolés ou réunis dans toutes les névroses.

Je ne veux pas dire que la cure ne puisse faire grand bien, mais seulement que le résultat en est imprévu.

Et la cure, dans tous les cas, remédie encore à l'épuisement nerveux que l'on retrouve au fond de toutes les névroses anciennes et qui entretient, pour certaines d'entre elles, un état maladif dans lequel s'exagèrent les phénomènes constitutifs de la névrose.

En pratique, je pourrais citer un cas de *folie hystérique* où la cure répétée a exercé une influence éminemment favorable en ce sens que la mélancolie s'est dissipée, pendant que les hallucinations de l'ouïe si perfides et si rebelles se raréfiaient, si je puis dire ; et le calme mental s'est partiellement rétabli avec la restauration des forces.

Est-ce à dire qu'on doit compter sur La Bourboule pour guérir la folie, quelle qu'en soit la forme ? Non. Je dirai même que l'excitation thermale, à La Bourboule, ne fera, dans la plupart des cas, qu'exagérer le délire.

J'en dirai autant des *hyperesthésies* générales ou partielles, si l'on met à part les *névralgies* sur lesquelles je me suis expliqué déjà.

Les *tics* et les *contractures* localisées n'éprouvent que le genre d'amendement dont j'ai parlé : qu'ils s'exagèrent ou non pendant la cure, les phénomènes perdent, ensuite, en intensité comme en fréquence, ce qu'a gagné la constitution. L'état de faiblesse aggrave toutes les névroses convulsives.

On peut étendre cette interprétation à l'*hystérie* et à l'*épilepsie*. Quant à la *chorée*, j'ai observé les résultats les plus opposés. Cette année même, je l'ai vue disparaître chez un enfant; l'an dernier, je l'ai vue reparaître chez un autre, qui était arrivé à la station pour la seconde fois, dans un tel état de calme absolu, que je ne soupçonnais pas la maladie. Il a fallu le renvoyer, le séjour même dans cette atmosphère excitante lui paraissant défavorable.

On conçoit l'importance qu'il y aura pour le médecin traitant à prévoir la possibilité d'une aggravation des troubles nerveux chez les malades qu'il nous adresserait en désespoir de cause et à nous pressentir, à cet égard, dans la lettre d'envoi; car la médication arsenicale a donné les meilleurs résultats dans la chorée (Siredey, Bouchut, Archambault) et n'aurait jamais produit d'accidents (70). M. H. Garin (11) emploie même la liqueur de Fowler en injections à la dose de 4 à 5 gouttes tous les jours (72). Widerhofer (74) aurait guéri par ces injections 22 enfants choréiques sur 23, après un traitement de 3 à 4 semaines.

Il n'est pas moins important de distinguer la cause probable des troubles nerveux dans les névroses symptomatiques : autant les névroses d'origine anémique, arthritique, syphilitique, herpétique ou toxique se trouveront bien de la cure, autant il faudra la redouter pour celles qui sont sous la dépendance d'une hypérémie cérébrale ou médullaire, à moins qu'il ne s'agisse d'un processus ancien, que l'on peut espérer éliminer par substitution sous l'action de l'arsenic. Quant aux névroses *menstruelles*, on s'inspirera de ce qui est dit ci-après, au sujet des maladies des femmes.

Si l'on pouvait, parmi les névroses d'origine vaso-motrice, faire le départ de celles où domine la surexcitation et de celles où l'appareil vaso-moteur est plutôt paresseux, c'est à ces dernières que s'adresserait exclusivement le remède.

V. *Paralysies.* — L'arsenic est un *médicament cérébral;* je crois que l'on pourrait utiliser nos eaux plus qu'on ne le fait dans les paralysies cérébrales, où l'on peut espérer l'élimination d'un processus arthritique, syphilitique ou autre, et dans les paralysies toxiques, en général, quelles que soient la complexité et la généralisation des symptômes.

Dans les paralysies où l'on a reconnu comme cause principale ou comme épiphénomène une congestion des centres, l'effet constipant de la cure peut être une contre-indication ; mais, outre que les douches chaudes sur la région rachidienne sont certainement révulsives et *décongestionnantes,* il est facile de prévenir la constipation, tout en continuant l'usage de l'eau à l'intérieur.

Je n'insisterai pas sur les paralysies asthéniques où la cure est visiblement indiquée.

Les phénomènes convulsifs concomitants ne peuvent être une contre-indication que dans les cas où ils seraient dus à une exagération de l'excitabilité normale; s'ils sont purement mécaniques et résultant de la seule évolution d'un processus néoplasique, ils n'ont plus la même importance.

Nous recevons peu d'*ataxiques* et je n'ai pas d'opinion arrêtée sur l'efficacité de la cure dans le *tabes dorsalis.* Il n'est pas d'usage d'adresser les malades de cette catégorie à d'autres eaux que les eaux sédatives. Je rappellerai que La Bourboule exerce une action sédative indirecte chez les débilités. Le peu de cas d'ataxie locomotrice que j'ai eus sous les yeux appartenaient à cette classe: il y a eu un ralentissement évident de la marche des phénomènes maladifs. C'est tout ce que l'on peut demander ici à cette médication.

En résumé : Sédation indirecte, par restauration des forces chez les débilités; substitution histologique dans les cas de processus morbides à l'état stationnaire; dérivation par l'action topique de la douche thermale et l'excitation cutanée, dans les congestions passives des centres médullaires, tels sont les effets utilisables de la cure dans les maladies nerveuses.

La Bourboule est la station qui convient peut-être avant toute autre, ainsi que nous l'avons vu, aux *convalescents*, aux *débilités*, aux *organisations chétives*, et aussi aux *tempéraments impressionnables*, en dehors même de tout état diathésique, et cette propriété résume admirablement son action curative et sa spécificité.

V. — Maladies des femmes.

Nous avons souvent à traiter ici les maladies des femmes, par la raison toute simple que La Bourboule est une station d'enfants et que les enfants y sont conduits par leurs mères. A moins de contre-indications marquées, le médecin traitant autorise la cure; et de là résulte que l'observation ici est variée, si les maladies y sont moins graves qu'ailleurs.

M. le docteur Martineau (27) a fait une étude approfondie de la thérapeutique thermale dans les maladies des femmes. Il place, bien entendu, au premier rang des indications la *chronicité*, soit que l'inflammation occupe les profondeurs de l'organe ou qu'elle se limite à la muqueuse. Il n'en exclut pas l'inflammation chronique du *péritoine* et des *annexes* et fait ressortir l'action indirecte de cette cure sur les *déplacements* et les troubles fonctionnels : *aménorrhée, dysménorrhée, stérilité,* conséquence fréquente d'une métrite du corps ou du col. La *leucorrhée* est souvent, en outre, sous la dépendance d'un état constitutionnel, qui appelle, plus encore que la lésion locale, l'intervention des eaux.

L'état constitutionnel qui lui paraît réclamer l'usage des eaux de La Bourboule ne serait pas l'état scrofuleux simple, mais l'état scrofuleux compliqué d'arthritisme ou d'herpétisme. Quant aux affections utéro-vaginales « purement herpétiques », elles relèvent des eaux arsenicales « qui sont vraiment spécifiques du vice dartreux ». Parmi les métrites de cette dernière catégorie, celles qui se limitent à la muqueuse du corps ou du col se caractérisent par une éruption miliaire visible sur le col et coïncidant avec « un écoulement leucorrhéique glutineux, opalin, mélangé de stries blanchâtres purulentes; dans quelques cas cet écoulement est franchement purulent. » Cette éruption paraît à l'auteur de nature eczémateuse; on peut l'observer en même temps au vagin, à la vulve, aux grandes lèvres et dans le pli génito-crural où elle se présente alors avec les caractères de l'eczéma cutané.

« Au lieu de l'éruption eczémateuse, on rencontre plus souvent encore sur l'utérus, ainsi que sur le vagin, de grosses vésicules d'herpès et il n'est pas rare de constater une éruption de même nature sur le pharynx, sur le voile du palais. Or il faut savoir, ajoute M. Martineau, que la première forme de la métrite dartreuse est des plus tenaces, des plus difficiles à guérir, qu'elle résiste longtemps aux moyens généraux et locaux dirigés contre elle; aussi faut-il s'adresser aux eaux arsenicales les plus fortes et, à ce titre, celles de La Bourboule rendent de signalés services. Elles conviennent surtout par suite de leur composition, dans laquelle il entre une certaine quantité de chlorure de sodium aux affections herpétiques entées sur un tempérament lymphatique ou légèrement strumeux, aux affections accompagnées d'un état chloro-anémique. »

M. Martineau y joint également les cas de « métrite tuberculeuse ou de pelvipéritonite tuberculeuse, pourvu que les accidents inflammatoires aigus aient disparu depuis un certain temps. » Ces eaux auraient sur les eaux sulfureuses l'avantage d'être plutôt sédatives, tandis que ces dernières pourraient amener une réaction violente, une excitabilité redoutable.

Parmi les médecins de la station, M. le docteur Escot a surtout insisté sur l'efficacité de la médication dans les affections utérines. « La balnéation, les douches lombaires, abdomino-crurales, rendent, dit-il, de signalés services dans les cas d'engorgement de l'utérus et des ovaires, pour ramener les menstrues ou provoquer leur apparition. De plus, ajoute-t-il, nous avons pu constater, comme le docteur Pradier, l'innocuité parfaite des bains en pleine période menstruelle ; loin de s'arrêter, l'écoulement est, au contraire, sollicité plus abondamment. Aussi, s'il nous arrive désormais de suspendre les bains à son occasion, c'est plutôt par crainte d'une ménorrhagie. Notre honorable confrère avait déjà signalé ce fait ; il sembla paradoxal...., nous sommes heureux de constater ici la pleine concordance de nos observations avec celles de M. Pradier. »

D'après mon observation personnelle, l'action de nos eaux, sur l'utérus, l'ovaire et leurs annexes est des plus capricieuses.

1º Les *règles* sont souvent hâtées, quelquefois elles sont retardées, le plus souvent la cure n'exerce aucune influence apparente sur la menstruation normale.

Dans la *menstruation tardive* la cure ne m'a paru agir qu'en relevant la constitution. A mon avis, d'ailleurs, il n'y a pas lieu d'intervenir en dehors des cas où le retard de la menstruation dépend de la faiblesse générale, de la chloro-anémie, etc.

Chez les jeunes filles chétives, déjà réglées, mais qui le sont d'une manière irrégulière, la cure a pour effet ultérieur de régulariser la périodicité menstruelle ; mais la plupart du temps le retour des règles est hâté chez elles et elles peuvent reparaître plusieurs fois pendant la cure.

Pour les femmes chez lesquelles la période est accidentellement raccourcie, le premier effet de la cure est de la rétablir dans ses limites normales.

Pour celles chez lesquelles la fluxion utérine retentit sur l'ovaire, la menstruation entraînant un certain degré de congestion ou d'inflammation de cet organe, la cure rappelle l'ovarite, on ne peut appliquer les eaux chez ces malades qu'avec une extrême prudence.

Dans la phase de ménopause normale, l'action des eaux est indifférente.

Pour ma part, je conseille l'abstention des pratiques balnéaires pendant les règles ; la menstruation est une fluxion qu'il faut éviter de troubler dans son évolution naturelle.

Quand les règles se prolongent outre mesure, la cure en est ralentie, on peut se trouver un peu forcé d'autoriser les bains. Il faut les prescrire alors courts et de température peu élevée, pour *tâter*, pour ainsi dire, l'impressionnabilité utérine. Les douches auraient pour effet d'arrêter brusquement l'écoulement sanguin.

Par contre, les douches très chaudes sont indiquées dans le cas de *métrorrhagie*. Je n'en citerai qu'un exemple. J'ai eu à traiter, il y a trois ans, une femme âgée qui présentait une métrorrhagie très abondante, très persistante, compromettant à chaque instant sa vie, entretenue par une tumeur utérine de nature indéterminée, mais que l'on supposait cancéreuse, d'aspect fongueux, ulcérée, suppurant abondamment ; le pronostic porté par plusieurs de nos maîtres était des plus défavorables ; cette personne habitait La Bourboule et n'y était pas adressée pour une cure.

Je l'ai traitée par les grandes douches chaudes, à la température de la source, — soit : 45⁰ environ — administrées sur la région vertébrale dorsale, les mains protégeant les lombes, pendant une durée progressivement prolongée d'une à deux minutes. Elle buvait, en même temps, depuis un demi-verre jusqu'à trois verres d'eau par jour.

La métrorrhagie cessa, ne reparut pas l'hiver suivant, et n'a pas reparu depuis ; la santé s'est améliorée ; *la tumeur*, qui suppure toujours, *diminue de volume ;* la malade marche et peut vaquer à toutes ses occupations. Je ne la considère pas comme guérie, malgré ce répit de trois ans, pendant lesquels elle a repris le traitement à chaque saison ; mais c'est un exemple remarquable des résultats que l'on pourra tenter d'obtenir, dans des cas analogues.

J'applique, d'ailleurs d'une manière pour ainsi dire banale, les douches chaudes dans la métrorrhagie purement fonctionnelle.

2⁰ Je rapproche de cette observation le cas d'*hydrorrhée* que j'ai cité dans ma première édition.

« Depuis deux ans, disais-je, je soigne une jeune

femme atteinte d'*hydrorrhée* persistante, qui s'accompagne habituellement de métrite douloureuse du col et même du corps, mais qui semble en être indépendante. C'est une infirmité d'autant plus incommode que l'écoulement est parfois très abondant et que la perte aqueuse survient inopinément dans les circonstances les plus embarrassantes. Cette hydrorrhée paraît due à une sécrétion utérine excessive, mais désormais physiologique, ce qui la rendrait plus difficile à guérir. Cependant, à la suite d'une première cure, l'écoulement s'est visiblement modéré et en apparence tari, pendant onze mois. Il a reparu vers le mois de mai de cette année avec son cortège d'accidents douloureux qui reparaissent par intermittences, tandis que l'écoulement lui-même demeurait habituel. La cure de cet été les a de nouveau fait disparaître et l'écoulement avec eux. La malade a quitté la station dans un état très satisfaisant ; je n'ai pas osé lui faire entrevoir une guérison définitive sur laquelle cependant, il faut l'avouer, rien ne l'empêche de compter, après le répit prolongé qu'elle a obtenu une première fois. »

J'ai revu, bien des fois, depuis, cette malade, la guérison s'est maintenue jusqu'à ce jour, et après sept ans, on peut la considérer comme définitive.

3⁰ Notre confrère Escot prescrivait les douches vaginales dans l'*atonie de la muqueuse*, dans le cas de *granulations torpides*, quand les *fonctions ovariennes languissent*. Il signale aussi l'influence des douches lombaires et crurales, combinées avec la boisson, sur le redressement de l'utérus hypertrophié et il a guéri la *stérilité* de cette manière, dans un cas qui datait de trois ou quatre ans. L'un des faits les plus remarquables est la cure d'une *dysménorrhée membraneuse* chez une vierge.

Mais, je le répète, il ne s'agit pas tant ici de la cure de cas rares ou exceptionnels; ce.qu'il importe surtout c'est de préciser les contre-indications des eaux dans les cas banals. J'ai demandé à cet égard une sorte de consultation à un éminent praticien, M. Siredey, dont le tact médical est apprécié de tous ceux qui le connaissent.

Suivant M. Siredey, les eaux de La Bourboule sont utiles chez les femmes lymphatiques ou scrofuleuses atteintes de métrite ou de périmétrite ancienne avec ou sans catarrhe utérin; les engorgements lymphatiques péri-utérins chroniques sont avantageusement modifiés; les écoulements utérins ou vulvo-vaginaux, dans le décours de la période aiguë, ou dans la période chronique, sont encore justiciables de ces eaux. « J'ai vu, dit M. Siredey, une vulvite eczémateuse ancienne rebelle, avec prurit intense, chez une diabétique, guérir par la cure de La Bourboule. » D'une façon générale, nos eaux, dit-il, agissent **mieux** chez les jeunes sujets.

Il réserve son opinion au sujet de leur efficacité dans les fibromes et les hémorrhagies qui les accompagnent. Le lecteur trouvera peut-être que l'observation citée plus haut juge cette question.

En tous cas, ces eaux sont excellentes dans la convalescence des affections aiguës pour remonter les femmes affaiblies, débilitées, anémiques. (*Com. ms.*)

VI. — **Diabète.**

Le diabète, qui n'est traité à La Bourboule que depuis 1864 (Peironnel), nous fournit aujourd'hui une nouvelle catégorie de malades dont le nombre s'accroît chaque année.

C'est que le diabète nous appartient à plus d'un titre, qu'il soit glycosurique, azoturique ou polyurique; et je ne crois pas que nous devions nous en tenir à la suppléance des eaux alcalines fortes, comme au temps où Danjoy (38) recommandait timidement La Bourboule, « dans les cas où les eaux alcalines ont échoué ou semblent avoir épuisé leur action et dans ceux où, soit par suite des progrès de la maladie, soit par la nature de l'affection, les eaux de Vichy sont formellement contre-indiquées. »

D'abord, l'arsenic a gagné du terrain dans le traitement du diabète, depuis le temps où Saikowski affirmait (98) sa propriété de tarir dans le foie la source de la glycosurie, en s'appuyant sur ce fait que le foie d'un animal soumis à l'usage de l'arsenic ne renferme plus de trace de glycogène, quel que soit le genre d'alimentation ; à ce point que si l'on pique le bulbe pendant l'usage de l'arsenic, on ne produit plus de glycosurie.

En outre, « l'arsenic diminue la quantité d'urée contenue dans l'urine et l'acide carbonique exhalé par les poumons ; il enraie donc également la dénutrition des albuminoïdes et des hydrocarbures ; il est un médicament d'épargne. C'est en s'appuyant sur ces données physiologiques que Ch. Bouchard (99) et Lecorché (55) ont vivement recommandé la médication arsenicale dans le diabète sucré avec azoturie et en ont obtenu d'excellents résultats. Il va sans dire, ajoute M. Demange, à qui j'emprunte cette citation, que le régime azoté doit être maintenu avec autant de vigueur que possible, les deux médications se prêtant un mutuel et indispensable appui ; par la même raison, il faut, dès qu'il y a tendance à la dénutrition, se méfier des méthodes thérapeutiques d'entraînement, d'exercices forcés...... instituées en vue de brûler le sucre en excès... tout le traitement doit se résumer en ces deux termes : fournir le combustible et enrayer la combustion ; le fil conducteur pour le médecin, ce sont les pesées des malades, les dosages du sucre et de l'urée » (100).

Aussi l'auteur de cet article (100) compte-t-il l'eau de La Bourboule parmi les préparations médicamenteuses efficaces contre le diabète.

En fait, nous avons tous vu la glycosurie diminuer progressivement dans le cours de la cure ; souvent elle a cessé à la fin du traitement comme dans l'obs. VI de Lecorché (95) ; et l'amélioration se maintient d'une manière plus ou moins persistante après que le malade est rentré chez lui.

C'est également à titre de médicament « antidénutritif » (100) que l'arsenic est employé contre l'azoturie.

Mais, au delà de la glycosurie et de l'azoturie, il y a dans le diabète un élément morbide qu'il ne faut pas perdre de vue et dont l'influence étiologique est considérable. C'est le trouble nerveux, quel qu'il soit, capable à lui seul de déterminer la polyurie (Trousseau, Valentiner, Vogel, Landouzy (100), Lacombe), comme l'azoturie (Vogel, Lecorché, Bouchard, etc.), l'acétonurie (Lecorché et Talamon), enfin la glycosurie, où, depuis les travaux de Cl. Bernard, tous les auteurs s'accordent à lui attribuer un rôle prépondérant (97) ; et la façon dont le diabète sucré se comporte chez la femme, moins sujette à l'affection, mais plus manifestement troublée (96) par sa présence, me paraît une des meilleures preuves de cette relation. D'autre part, les troubles nerveux tiennent, dès le début, une place importante dans la symptomatologie du diabète, depuis la fatigue initiale et les vertiges (95) jusqu'aux paralysies, aux convulsions, aux douleurs plus ou moins violentes, aux troubles sensoriels divers qui se retrouvent à toutes les phases de la maladie.

A ce titre, la cure de La Bourboule intervient encore à titre de médication régulatrice de l'action nerveuse et reconstituante.

Enfin, il n'est pas jusqu'aux relations du diabète avec l'impaludisme, trop généralisées par Verneuil, mais non moins réelles, qui ne confirment cette indication de la cure dans l'affection dont il s'agit.

Nous n'avons revendiqué jusqu'ici que le diabète *maigre*. Lecorché et Talamon (95) ne conseillent encore aujourd'hui l'eau de La Bourboule que « lorsque le diabète est ancien déjà, lorsque la constitution du malade est peu vigoureuse, dans les cas surtout où le chiffre de l'urée est peu élevé ». A ce titre, tous les diabétiques doivent nous arriver tôt ou tard; puisque, suivant Lecorché (96), il n'est pas d'embonpoint qui résiste au diabète, que l'amaigrissement est fatal et qu'il n'y a véritablement pas de diabète gras, mais seulement un diabète des sujets gras.

C'est en tous cas le plus commun, puisque suivant Bouchard (87) l'*obésité* accompagne le diabète 45 fois sur 100.

Diabétiques ou non, nous recevons à La Bourboule quelques obèses et l'action de la cure sur l'obésité est assez intéressante à étudier pour que j'ouvre à son endroit une parenthèse, qui résumera et complétera toutes les discussions précédentes de ce cas difficile.

Un obèse est un homme qui ne brûle pas sa graisse, dont l'origine est double : graisse alimentaire, graisse résultant de la désassimilation : « la graisse forme le corps, elle entretient l'activité du corps, elle naît de la destruction du corps » (Bouchard) ; et comme on peut être et demeurer obèse sans manger de graisse, c'est donc la graisse provenant de la désassimilation que l'obèse ne parvient pas à brûler et qui devrait l'être sous peine de s'accumuler en totalité.

Car, de la graisse introduite du dehors ou formée au dedans, l'organisme fait *normalement* deux parts : l'une qu'il utilise pour la formation des éléments nouveaux, et la rénovation des éléments persistants, ou qu'il brûle pour entretenir sa chaleur et les forces élémentaires; l'autre qu'il élimine.

L'obèse utilise et la graisse qui devrait être oxydée et celle qui devrait être éliminée. Comme cette dernière ne peut s'accumuler sans péril, pas plus que tout élément excrémentitiel, il se pourrait que l'organisme des obèses la transformât pour la rendre utilisable; mais cette évolution rétrograde n'est pas vraisemblable; d'où il résulte que l'obésité n'a pas d'autre cause pathogénique que l'insuffisance des oxydations.

Comment la cure de La Bourboule peut-elle *activer* les oxydations?

Et d'abord, on sait que la cure thermale de l'obésité s'entend de deux manières : ou bien l'on se contente d'amaigrir le malade par des spoliations purgatives et exsudatives ou par l'exercice musculaire qui obligent l'organisme à brûler, pour l'entretien de la chaleur et de la force, les graisses emmagasinées jusqu'à la surcharge ; ou bien l'on prévient l'accumulation graisseuse en obligeant l'organisme à consommer celle qu'il produit ou celle qui lui vient du dehors : soit encore par l'exagération de l'exercice musculaire qui accroît la dépense ; soit en diminuant l'apport auxiliaire des autres éléments de la combustion offerte à l'action de l'oxygène, dans l'intimité des tissus, en même temps que les graisses; soit en augmentant l'apport d'oxygène.

La Bourboule ne peut prétendre à la cure spoliative, — qui n'est évidemment que palliative, — d'autant moins que nos eaux sont plutôt constipantes. Peut-elle entrer en ligne parmi les médications curatives qui préviennent la formation excessive de graisses utilisables ?

Nous savons que la cure bourboulienne fait engraisser les gens maigres; mais ce fait n'est pas pour nous arrêter. Les maladies aiguës font maigrir et cependant elles engraissent pendant la convalescence, à ce point que, dans les observations de Bouchard, « une fois sur cinq, une maladie, et presque toujours une maladie aiguë, fut l'occasion du développement de l'obésité » (87). Ce résultat paradoxal s'explique, en ce que la convalescence active le mouvement nutritif, qui reçoit également de la cure thermale une impulsion accélératrice.

Mais autre chose est de réveiller l'activité nutritive affaiblie, autre chose de rectifier l'activité nutritive vicieuse. Or il arrive que, chez certains obèses, la désassimilation est excessive, l'apport d'oxygène demeurant normal. Chez ceux-là, l'urée est plus abondante dans les urines : l'obésité se déclare si la graisse de désassimilation ne s'oxyde pas; l'amaigrissement, si l'oxydation est suffisante; mais un médicament qui accélère le mouvement nutritif sera plutôt nuisible; et, diabétique ou non, les obèses azoturiques n'ont rien à attendre de cette médication, qui réussit, au contraire, dans l'azoturie, en général; parce que l'arsenic, médicament d'épargne, ralentit les combustions, en s'offrant lui-même à l'oxydation.

Mais le contraire est la règle : « Sur 59 cas d'obésité... j'ai trouvé, dit Bouchard, 30 fois l'urée diminuée; 15 fois la quantité de ce produit était normale; 14 fois elle était excédante. L'anazoturie est donc la règle dans l'obésité, l'azoturie est l'exception (87). » C'est-à-dire que la nutrition est plutôt ralentie, d'une manière permanente comme chez les héréditaires, soit 90 fois sur 100, ou accidentelle comme chez les femmes, où les modifications génitales occasionnent l'obésité 76 fois sur 100 ; en particulier la première grossesse : 33 fois sur 100 (Bouchard).

Voilà pourquoi les modifications les plus efficaces sont généralement celles qui activent le mouvement nutritif ; et « il est possible de modifier d'une façon durable la nutrition au moyen d'une intervention temporaire (87) », ce qui justifie les cures thermales appropriées. Toutes sont utiles à ces obèses par la distraction qu'elles leur procurent et par l'excitation balnéaire, les plus efficaces sont celles qui agissent à la fois sur le système nerveux en relevant son énergie, et sur le foie en régularisant ses fonctions « afin que la cholestérine trouve en quantité suffisante les sels biliaires qui doivent la dissoudre ; afin que la bile sécrétée en abondance dilue à la fois et la cholesté-rine et la chaux ». La Bourboule ne peut prétendre à une action directe sur le foie, comme Kissingen, Hombourg, Carlsbad, Marienbad, Chatel-Guyon, Bri-des, qui se subordonnent elles-mêmes, en raison de leur intensité purgative (102) ; elle doit être réservée, sous peine d'échec, aux obèses chez lesquels l'indica-tion se résume dans le relèvement de l'énergie ner-veuse et de l'activité respiratoire ; et la régularisation des mouvements nutritifs, en général.

C'est aussi, sans doute, par l'intermédiaire de l'innervation relevée que la cure de La Bourboule agit dans le diabète, où l'influence du système nerveux est réelle et s'affirme de plus en plus, bien qu'elle ne soit qu'un des éléments étiologiques et non la circonstance pathogénique. « La condition préalable est un trouble nutritif d'origine nerveuse ou de toute autre origine, quelquefois acquis, le plus souvent congénital. Ce trouble consiste essentiellement en un ralentissement de la nutrition; il peut rendre plus lente ou plus incomplète la transformation intra-organique des acides, de la cholestérine, des graisses, de la matière azotée et même du sucre, et provoquer l'obésité, la lithiase biliaire, la gravelle, et enfin, quand l'élaboration du sucre sera viciée, le diabète. Il y a alors accumulation dans le sang du sucre non utilisé, fixation d'eau dans le sang, polyurie et glycosurie, déshydratation des tissus, soif, défaut de consommation d'oxygène, abaissement de température; puis apparaissent les troubles nutritifs secondaires, albuminurie, azoturie, avec ou sans polyphagie, phosphaturie, consomption; enfin peuvent apparaître des désordres plus profonds; les cellules anatomiques, modifiées dans leur condition chimique, subissent plus facilement l'action des causes de destruction, leur puissance formatrice est viciée, les éléments de prolifération deviennent incapables de parcourir

les phases successives de leur destinée normale, et
l'on voit survenir les inflammations, les suppurations, les ulcérations, les caséifications et les gan-
grènes »... mais « le fait primordial dans le diabète, c'est le défaut d'utilisation des sucres par les
tissus, c'est l'hyperglycémie... d'autant plus intense
que le trouble nutritif sera plus accusé. Il faut donc
activer les mutations nutritives pour prévenir la maladie, pour empêcher les rechutes, pour modérer l'intensité du mal, pour le faire disparaître » (87).

Ce n'est donc pas seulement au moment où apparaît
l'azoturie que l'eau de La Bourboule a son indication.
Quoique « la valériane et l'arsenic, qui ont une action
évidemment favorable dans le traitement de l'azoturie
et qui ont été vantés comme des agents curateurs du
diabète, paraissent (à M. Bouchard) devoir être exclusivement réservés à ces cas où l'azoturie vient compliquer la maladie diabétique » (87), je pense, au contraire,
qu'au lieu d'atténuer la glycosurie, nous la guéririons
plus souvent, si au lieu de nous envoyer les malades
affaiblis et usés par la maladie et par les eaux alcalines fortes, on nous les adressait au début du mal.

En fait, l'eau de la Bourboule diminue ordinairement la production d'urée; et, du moins, ne l'augmente jamais; de même qu'elle diminue la quantité
de glycose des urines diabétiques, dans l'immense
majorité des cas.

A l'arrivée, la glycosurie se trouve augmentée, la plupart du temps, sous l'influence du voyage; elle peut l'être encore dans les cinq, six, sept, huit premiers jours de la cure; puis elle diminue et l'amélioration se maintient d'une manière plus ou moins persistante après que le malade est rentré chez lui.

Et quelle que soit l'époque de la maladie pendant laquelle on a recours à la médication, l'amélioration n'est pas douteuse; même dans la *phtisie diabétique*, on relève les forces du malade d'une manière merveilleuse, si l'on a soin de procéder avec une extrême prudence. Le docteur Eymery a cité (106) à ce sujet des cas de guérison très remarquables qui seraient de nature à confirmer cette opinion que la phtisie des diabétiques n'est pas forcément bacillaire.

VII. — **Maladies de la peau.**

Depuis la publication de la première édition de cet ouvrage, la dermatologie a été complètement remaniée, en France, non qu'on y ait abandonné la classification *diathésique* que l'on nous a tant reprochée; mais parce que l'on y étudie de plus près la lésion elle-même et parce que la thérapeutique, enrichie, d'ailleurs, de méthodes nouvelles dont quelques-unes, au moins, nous sont propres, s'affranchit davantage des délimitations que cette classification lui imposait. Au reste, la dermatologie est condamnée, par la force des choses, à demeurer éternellement confuse en ce que la peau est un organe éminemment complexe, dont les éléments variés se modifient suivant la région ; qui, sur une vaste surface, reflète la plupart des troubles que la maladie engendre dans l'ensemble comme dans chacune des parties de l'organisme ; en ce que, surtout, chacune des altérations morbides d'un élément isolé de la peau retentit à l'entour, d'où la complication des lésions l'une par l'autre ; en ce que, enfin, la congestion, l'inflammation, la néoplasie,' etc., en un mot chacune des modalités de la maladie, reproduit, dans les éléments atteints, le même type morbide, ou à peu près, quelle que soit la cause. Il est vrai qu'un grand nombre d'affections peuvent demeurer isolées et distinctes pendant tout le cours de la vie ; mais ces affections se développent sous l'action de causes diverses ; et ce groupe est lui-même relativement restreint. Il serait difficile, je pense, d'établir une classification des maladies de la peau plus parfaite et plus complète que celle dans laquelle Bazin a résumé sa doctrine dans l'article DERMATOSES du *Dictionnaire encyclopédique* ; et cependant quelle confusion dans ce dédale des éruptions pustuleuses, squameuses, papuleuses, vésiculeuses, d'origine arthritique, scrofuleuse, syphilitique, herpétique ! Quel embarras éprouve un praticien à démêler les indications de telle ou telle forme d'eczéma; et, par contre, quelle uniformité dans le traitement! A La Bourboule, nous voyons défiler toutes les diathèses; d'autant mieux que, suivant Bazin lui-même, c'est à elle qu'il faut recourir en désespoir de cause, quand la notion diathésique demeure indécise. Ayant à préciser ces indications, je suis forcé de tenir compte de toutes les doctrines; et, malgré l'exiguité de mon cadre, je dois passer en revue la série des dermatoses étudiées :

1º Dans leur cause,

2º Dans leur siège,

3º Dans leur forme,

4º Dans leur évolution.

I. — *Indications causales.*

I. — Étant donnée une forme déterminée de lésion cutanée, symétrique ou non, vierge (ce qui est rare) ou non de traitements antérieurs, siégeant aux membres, au tronc, au visage ou au cuir chevelu, humide ou sèche, La Bourboule réussit chez un sujet, échoue sur un autre. Pourquoi?

C'est que, quoi qu'on en dise, l'élément constitutionnel ou diathésique est à considérer dans la thérapeutique; en d'autres termes, il n'est pas indifférent que la lésion cutanée soit la manifestation d'un vice du sang, héréditaire ou acquis, d'origine goutteuse ou rhumatismale, toxique ou virulente ; d'une exubérance lymphatique et des conditions qui engendrent la scrofule ; d'un état nerveux qui compromet la circulation, la sensibilité, les fonctions de la peau, d'une anomalie de la peau même, dont les éléments prolifèrent, se régénèrent, se nourrissent, sécrètent autrement qu'à l'état normal.

Or, de ces états diathésiques, anatomiques ou constitutionnels, ceux qui s'améliorent le plus sûrement par l'usage de nos eaux, ce sont :

1° L'arthritisme rhumatismal. Les *arthritides*, dont j'ai discuté plus haut les caractères, peuvent donc être adressées avec confiance à cette station.

2° Les *syphilides*, y compris le *psoriasis syphilitique*, y sont non moins avantageusement traitées ; il n'est personne parmi nous qui ne puisse citer de nombreux cas de guérison de cette dernière affection, la plus rebelle peut-être de la série.

3° Les *scrofulides* y guérissent comme toutes les manifestations de la scrofule.

Il faut faire, à mon sens, deux parts des *herpétides*.

1° Les unes sont des troubles nerveux et ne peuvent être qu'avantageusement modifiées par une médication de ce genre. Beaucoup sont des *maladies de misère*, ayant pour point de départ l'énervement ; les dermatoses des *cachectiques* résultent pour la plupart d'un alanguissement de l'innervation, plus encore que de l'anémie; d'un vice de circulation par faiblesse nerveuse plutôt que de l'altération du sang lui-même.

C'est à ce titre que l'on peut tenter l'action des eaux de La Bourboule dans les manifestations cutanées qui accompagnent le *diabète*, la *maladie de Bright*, la *maladie d'Addison*, le *goître exophtalmique*, la *maladie de Frerichs*, la *chlorose*, le *scorbut*.

2° Les autres, les *dartres* rebelles, qui tiennent à un état fonctionnel héréditaire, ou acquis, mais *essentiel*, de la peau, résistent aux eaux de La Bourboule dans les cas invétérés; cependant on voit guérir, au moins pour un temps plus ou moins long, les herpétides de cette classe chez les *jeunes sujets*, alors même qu'elles ont pour origine l'hérédité. Il est inutile d'ajouter que ce n'est qu'au prix d'une médication persévérante et je puis dire opiniâtre. Je crois qu'il vaut mieux essayer tout d'abord une cure sulfureuse et ne nous adresser ces malades qu'en désespoir de cause, comme dit Bazin. Dans l'âge adulte, la médication a plus de prise sur les jeunes *femmes*, à la condition qu'elles soient assez robustes pour supporter la médication un peu énergique que réclame l'herpétisme.

II. — Les dermatoses de cause externe ou extrinsèque sont au nombre des affections dont on ne peut pas toujours dire : *sublata causa tollitur effectus;* qu'elles résultent, suivant la classification de Bazin, du traumatisme, du parasitisme ou du pathogénétisme, les éruptions professionnelles, parasitaires, alimentaires, médicamenteuses ou toxiques peuvent résister au traitement émollient qui leur convient, en général, lorsque le malade a été soustrait à l'influence de la cause morbide ; et, indépendamment de l'état cachectique, qui engendrent les intoxications ou même le parasitisme sous certaines formes, il pourra encore être nécessaire de recourir aux eaux chlorurées sodiques et arsenicales de La Bourboule pour corriger l'état maladif de la peau, quel que soit le siège histologique de la lésion cutanée.

II. — *Indications toponomiques.*

I. — L'une des affections les plus communément adressées à La Bourboule est la *séborrhée capillaire*, et les résultats de la cure sont des plus opposés suivant les sujets, ce qui s'explique par la connaissance des conditions dans lesquelles se produisent les différentes variétés de séborrhée, le système sébacé n'échappant pas plus que les autres systèmes sécrétoires aux influences constitutionnelles.

D'autre part, les glandes sébacées ou pileuses et leurs conduits excréteurs, sous l'influence de l'irritation substitutive histologique de l'arsenic, subissent des modifications passagères ou durables qui se traduisent par des modifications de leurs fonctions, et l'on conçoit que la séborrhée, pour ainsi dire, physiologique, que l'on observe chez certains sujets, puisse être diminuée ou augmentée sous l'influence de la cure. C'est dire que la médication est hasardeuse dans les cas de sécrétion excessive habituelle que l'on peut considérer comme un état normal.

La relation incontestable qui existe entre la séborrhée et la scrofule ou le lymphatisme explique les succès fréquents de la cure chez les jeunes sujets, qui présentent aussi plus fréquemment la séborrhée, en particulier : la séborrhée capillaire. J'en dirai autant de l'anémie et de l'arthritisme ou des « lésions du système nerveux de la région, d'ordre traumatique ou d'origine inconnue », que certains auteurs (67) reconnaissent pour causes à la séborrhée. Et j'ai vu la cure améliorer ou guérir des séborrhées capillaires chez des femmes adultes où l'on pouvait les considérer comme essentielles, car on ne saurait admettre avec Duhring (68) que tous les malades porteurs de séborrhée « sont des gens atteints de misère physiologique ou strumeuse. »

Mais on conçoit que la cure fasse disparaître avec rapidité certains *pityriasis* qui semblent n'être que des conséquences d'une atonie de la peau, à la surface de laquelle les produits sébacés adhèrent à l'état concret, et constituent un milieu favorable aux végétations parasitaires, de l'espèce de celle découverte par Malassez dans le pityriasis banal, et qui jouent un rôle dans certaines alopécies.

A plus forte raison est-elle indiquée dans le *pityriasis tabescentium* qui est plus directement lié à l'état de misère organique et peut-être à l'insuffisance de la sécrétion sébacée, comme l'est sûrement une forme voisine du pityriasis généralisé, se compliquant de vesicules eczémateuses et dont j'ai observé récemment un cas chez un sujet débilité par le séjour sous les tropiques et dont la peau soumise à une transpiration excessive semblait avoir perdu de sa vitalité, comme l'attestait la dégénérescence atrophique des ongles des doigts aux deux mains.

C'est également chez des sujets affaiblis que l'on observe la fausse *ichtyose* soi-disant congénitale, aujourd'hui dénommée ichtyose sébacée et dans laquelle la sécrétion est, au contraire, exagérée, comme dans la séborrhée banale.

On sait que la séborrhée est assez souvent compliquée d'acné pour que le nom *d'acné sébacée* lui soit donné par la plupart des auteurs. Je me réserve de parler plus tard de l'acné d'une manière générale, ainsi que des autres dermatoses d'origine sébacée ; ce que j'ai dit de la séborrhée du cuir chevelu s'applique à toutes les séborrhées locales qui sont bien plus accessibles qu'elle aux procédés balnéaires et hydrothérapiques.

En résumé, la cure de La Bourboule est nettement indiquée dans les anomalies de la sécrétion sébacée, dans la grande majorité des cas.

II. — J'ai eu à traiter un malade atteint d'une véritable hypersécrétion *sudorale* généralisée, et chez lequel la nervosité jouait un rôle capital; tous les genres d'émotions ramènent les sueurs. Ce malade a fait ici deux cures à long intervalle. Il présentait une susceptibilité des voies respiratoires telle que le moindre refroidissement y rappelait l'inflammation. Chacune de ses cures, malgré toute la prudence que nous y avons mise l'un et l'autre, a été accidentée d'une broncho-pneumonie. C'était peu encourageant. Cependant je n'hésiterais pas à conseiller la médication dans l'*hyperhidrose* généralisée, où il y a si peu de chose à faire par ailleurs.

On peut la tenter dans toutes les anomalies sudorales, pour les mêmes motifs; je possède quelques observations de *bromidrose* localisée : aux pieds, par exemple, où les résultats ont été absolument satisfaisants.

III. — La plupart des anomalies *pigmentaires* sont des troubles nerveux, et à ce titre nous pouvons les réclamer : « Le *chloasma de la grossesse*, ainsi que les *mélanodermies* partielles consécutives aux troubles survenant dans la nutrition à l'occasion d'affections utérines (voir le *Traité des affections de l'utérus* de Martineau, rédigé par Barthélemy, t. I, p. 103 et suiv.), peuvent, disent les annotateurs de Duhring (68), être considérés comme des troubles trophiques, comme des *phénomènes nerveux réflexes*. »

En fait, la cure blanchit la peau, même sous le hâle des montagnes ; et l'on sait que les dames autrichiennes emploient l'arsenic à l'intérieur dans ce but. Je n'ai jamais vu s'étendre à la peau la pigmentation thermale des ongles que j'ai signalée précédemment.

Je ne saurais émettre d'opinion sur les anomalies atrophiques, *vitiligo*, *calvitie* accidentelles, à n'envisager que la lésion, abstraction faite de la causalité.

IV. — Quant aux anomalies du système pileux, des ongles, de la peau en masse, de l'épiderme, des papilles du chorion, je crois que l'on doit restreindre la cure aux affections *atrophiques maladives* et en exclure les hyperplasies et les atrophies congéniales. On obtiendra de la sorte des résultats dans l'*alopécie*, l'*atrophie des ongles*, la *xérodermie* et même la *pelade*.

J'ai soigné, il y a quelques années, trois cas de *xérodermie*, l'un généralisé, accompagné d'un état d'anémie prononcé, de la dilatation variqueuse des veines superficielles des membres et de télangiectasies disséminées ; les deux autres, localisés à la paume des mains et à la plante des pieds, accompagnaient la diathèse arthritique. Le premier cas s'est d'abord amélioré : la peau est devenue plus souple et la circulation m'a paru se régulariser dans son tissu ; mais la malade était âgée ; une deuxième cure n'a pas donné de résultats et j'ai appris qu'elle est morte récemment. Dans les autres cas, l'état général s'est amélioré, l'état local restant à peu près le même.

Dans l'*ichtyose* vraie, la cure ne m'a paru donner que des résultats négatifs.

Les *alopécies* ont été classées par A. Fournier (68) de la manière suivante, qui les classe en même temps au point de vue des indications.

« 1° *Alopécie avec lésions apparentes du cuir chevelu*, soit contemporaines, soit préexistantes à toute maladie du cuir chevelu pouvant faire tomber les cheveux.

« 1. Toutes les ulcérations traumatiques ou diathésiques.

« 2. Toutes les inflammations : dermite, érysipèle, séborrhée sèche (pellicules), eczéma, impétigo, pityriasis en général.

« 3. Les affections parasitaires, telles que le favus et le tricophyton.

« 2° *Alopécie sans lésions apparentes.*

« 1. Alopécie sénile, alopécie sénile précoce. Celle-ci est parfois héréditaire, elle est symétrique et presque élégante de forme.

» 2. Alopécie des convalescents.

« 3. Alopécie de cachexie (*defluvium capillorum*).

« 4. Alopécie de la vérole.

« 5. Alopécie de la pelade. »

La difficulté est dans le diagnostic, qui, pour être exclusif de telle ou telle médication, doit être net et rigoureux, surtout dans la *pelade* (alopécie en aires) où le pronostic est en général favorable, et dans laquelle les parasites, s'il en existe, pourraient bien ne jouer qu'un rôle accessoire.

III. — *Indications morphonomiques.*

Nous ne sommes plus au temps où la forme était tout dans les affections cutanées; mais il faut toujours en tenir compte : d'une part, parce que la forme dénonce l'élément anatomique malade; d'autre part, parce que certaines formes sont complexes et constituent dans leur ensemble une modalité pathologique nettement définie, quelles que soient la cause et la nature histologique de la lésion. Enfin, c'est la forme qui distingue les dermatoses et c'est sur elle que se basent leurs dénominations dans la pratique, parce que, si les praticiens peuvent différer d'opinion sur l'origine d'un eczéma bien défini, le nom même de l'affection ne peut tromper personne.

I. — Peu d'affections cutanées sont plus incommodes que l'*urticaire;* j'entends : l'urticaire chronique, récidivante, constitutionnelle; car il ne s'agit guère ici que de dermatoses chroniques. L'éruption papuleuse, qui paraît être un œdème anémique localisé (J. Renaut), n'est guère qu'un épiphénomène — malgré le prurit intolérable — lorsque l'urticaire s'étend aux muqueuses et s'accompagne de phénomènes nerveux qui certainement n'en sont pas indépendants. On sait que la tendance actuelle est de faire de l'urticaire une sorte de névrose vaso-motrice. Je crois qu'il ne faut pas généraliser cette théorie au point de faire de l'urticaire une maladie exclusive aux névropathes; mais, d'autre part, on ne saurait nier qu'elle tient à un vice constitutionnel dans l'immense majorité des cas, et la peau ne fait que manifester cet état constitutionnel.

J'ai sous les yeux l'un de ces cas d'urticaire névropathique tenace, qui m'a été adressé il y a trois ans, par le professeur Feltz, de Nancy, et que je traite depuis lors à chaque saison. L'amélioration est réelle; nous pouvons espérer une guérison. C'est dire que l'affection est tenace, mais je ne crois pas qu'une autre station serait préférable : une expérience faite à Schinznach (eaux sulfureuses) n'a pas réussi.

Le mode de traitement qui me paraît le plus avantageux est l'alternance des bains courts et des douches, dont je tempère l'action par des douches froides ou écossaises dans le cours de la cure; mais j'ai dû plus d'une fois recourir concurremment au sulfate de quinine, aux antispasmodiques intérieurs, aux eaux alcalines et aux frictions toniques. Les troubles sont si variés qu'une médication uniforme ne serait pas de mise, en raison de l'action fortement excitante de l'eau minérale chaude, action qui me paraît utilement perturbatrice dans une maladie de cette nature.

II. — Le professeur A. Fournier compte jusqu'à quatre-vingt-dix-neuf espèces d'*eczéma* décrites! On m'excusera de ne pas les passer toutes en revue. Il est inutile de dire que cette maladie nous fournit une grande partie de notre clientèle.

Ayant réservé la question de causalité, je ne crois pas que l'on puisse pratiquement récuser la conception de l'eczéma formulée par M. Hardy, quoiqu'elle soit trop compréhensive au point de vue nosographique. L'eczéma est une dermatose polymorphe; et les cas sont nombreux où l'on ne peut pas tracer les limites théoriques entre l'érythème, l'éruption vésiculeuse, la sécrétion, l'exfoliation, dont on voudrait faire autant de caractéristiques précises. Au surplus, je me borne à exposer les résultats de ma pratique personnelle à La Bourboule, sans me préoccuper autrement de discussions doctrinales.

1º Il existe un eczéma des débilités qui peut se guérir en une seule saison de La Bourboule.

2º La cure a peu de prise sur les eczémas essentiels, héréditaires ou non, auxquels on ne peut reconnaître de cause dans un vice scrofuleux, rhumatismal, goutteux, malarien, syphilitique ou nerveux.

3⁰ L'eczéma syphilitique y est sûrement guéri.

4⁰ L'eczéma diffus y est plus accessible au traitement que l'eczéma circonscrit et surtout symétrique.

5⁰ L'eczéma symétrique lié à des troubles nerveux est cependant justiciable de la cure.

6⁰ Les eczémas critiques ou purement symptomatiques de la puberté, de la ménopause, de la dentition, etc., s'y modifient par la régularisation, sous l'action thermale, de la fonction troublée.

7⁰ Les eczémas se comportent d'une manière très variée vis-à-vis la poussée thermale, qui peut être excessive, nulle ou modérée, sans qu'il soit possible de déterminer les causes de cette diversité d'impressionnabilité de la peau eczémateuse, ni d'en déduire un pronostic au point de vue de l'efficacité de la cure. L'eczéma est l'une des dermatoses sur lesquelles le système nerveux a le plus d'influence.

8⁰ Contrairement à ce qui a été écrit par un de mes confrères, l'eczéma humide se trouve mieux de la médication que l'eczéma sec : l'arsenic, dit Bazin, convient aussi bien aux dartres humides qu'aux dartres sèches (*Dictionnaire encyclopédique*, DARTRES); toutefois l'état squameux, fendillé, craquelé, n'est nullement une contre-indication. C'est une forme de l'eczéma cachectique, qui se guérit souvent en une seule saison.

9° Sans être une contre-indication, le prurit exagéré est un obstacle à la cure. Les malades qui présentent cette disposition ne doivent pas se limiter, comme la plupart des autres, à 21 jours de séjour à la station.

On peut dire encore avec Peironnel (21) que pour l'eczéma, à La Bourboule, la guérison est la règle. Suivant Hébra, « l'arsenic doit de beaucoup être préféré dans le traitement de cette affection, comme exerçant une influence incontestable sur la formation de l'épiderme. » Bazin considère aussi l'arsenic comme un médicament spécifique dans le traitement de l'eczéma; mais il n'envoie à nos eaux que l'eczéma herpétique. Or, suivant M. Hardy, les autres formes seraient exceptionnelles : pour lui, l'eczéma est toujours la manifestation d'une seule et même diathèse, la diathèse dartreuse, et l'arsenic « a en quelque sorte le monopole de la guérison de cette maladie » (*Leçons,* 3ᵉ édit., p. 134).

Une seule cure n'est cependant pas suffisante; à l'exemple de MM. Bazin et Hardy, nous conseillons de renouveler la médication pendant deux saisons consécutives; et, dans certains cas, de continuer l'usage de l'eau pendant un certain temps, même plusieurs mois après la disparition des manifestations éruptives. Dans les cas invétérés, c'est le plus sûr moyen de conjurer les récidives.

Les mêmes remarques s'appliquent à l'*impetigo*, généralement confondu aujourd'hui, en France même, avec l'eczéma, comme le sont les formes eczémateuses de l'*herpès*, et certains *lichens;* elles s'appliqueraient également au *lichen ruber*, qui se trouve bien aussi des préparations arsenicales. Les éruptions impétigineuses donnent surtout lieu, chez nous, à des cures remarquables, eu égard à la gravité des cas traités.

III. — Au contraire de l'eczéma, l'*acné* est désormais facile à décrire et à délimiter. Elle est la conséquence de la rétention dans l'appareil sébacé, dont le canal est naturellement ou accidentellement trop étroit, du sebum auquel s'ajoutent (Ch. Robin et G. Simon) les cellules de desquamation du follicule pileux et des débris de poils.

Bien que la cure hydrothermale, en assouplissant la peau, facilite l'évacuation des follicules distendus et obstrués, La Bourboule n'a rien de spécial pour le traitement des *comédons*, du *milium*, de l'*acné varioliforme;* toutefois la multiplicité des formes les plus élémentaires de l'acné véritable peut tenir à un vice constitutionnel justiciable de cette médication; je n'ai rien, à ce sujet, à ajouter à ce que j'ai dit de la séborrhée; et l'efficacité de la cure dans l'acné que j'appellerai *mouvementée*, c'est-à-dire où l'irritation du follicule et de la glande sébacée évolue de la congestion à l'hypertrophie (couperose), s'explique par l'action substitutive anatomique et physiologique de l'arsenic dans l'intimité des tissus, autant que par l'action restauratrice de la cure. Il y a en effet des *acnés cachectiques*, comme il y a aussi des *acnés critiques* (puberté, aménorrhée, ménopause) où la régularisation de l'état fonctionnel réclame tout d'abord le relèvement des forces ; comme il y des acnés purement *nerveuses* (87).

L'acné rosacée (couperose) est l'une des affections où l'on associe utilement à la cure l'iodure de potassium, à doses fractionnées. Si l'on se rappelle l'effet local et général de l'eau de La Bourboule sur la circulation cutanée, on ne s'étonnera pas que ce genre d'affection s'améliore à La Bourboule plus qu'ailleurs. Une excitation trop vive peut, en effet, accroître la tendance congestive et hypertrophique, tandis que la stimulation comme *faradique* des bains de La Bourboule et l'action spéciale de l'arsenic sur les tissus me paraît de nature à la modifier avantageusement, quand elle ne l'arrête pas tout à fait. C'est ainsi que la *couperose* finit par se guérir par une série de cures à La Bourboule, quand elle s'est déclarée au début de l'âge viril ou même avant cette époque. Plus tard, les chances de guérison sont à peu près nulles, et l'on ne peut espérer qu'un ralentissement des progrès de la lésion. Toutefois ces malades eux-mêmes bénéficient de la cure, en ce sens que les plaques hypertrophiées se décolorent ou même s'affaissent, que la sécrétion exagérée dont elles peuvent être le siège se modère et que l'état congestif s'apaise. Le moment est proche, d'ailleurs, où la vulgarisation de la méthode des scarifications si habilement établie par la docteur Em. Vidal (69) ramènera la cure de l'acné rosacée dans le domaine de la chirurgie banale.

IV. — L'*ecthyma* est une maladie constitutionnelle qui exige une médication réparatrice et l'une des dermatoses dont la relation avec les troubles nerveux paraît le mieux établie (105); on l'adressera donc à La Bourboule quand il aura résisté au régime et à l'hygiène.

V. — Le *psoriasis* est l'écueil où échouent toutes les médications. Pas plus chez nous qu'ailleurs on ne guérit le psoriasis *herpétique*, qui n'est qu'un psoriasis essentiel, anatomique, sorte de malformation ou de vitalité anormale des éléments cutanés, non plus que le psoriasis *arthritique*, également héréditaire; mais s'il faut désespérer, dans la plupart des cas, de déraciner cette dermatose, l'une des plus tenaces que l'on connaisse, personne ne conteste la possibilité et l'utilité d'arrêter une poussée de la maladie, surtout au début de l'apparition du psoriasis héréditaire, qui a lieu au moment de la puberté, et il y a véritablement des psoriasis acquis, lesquels sont curables : tel est le psoriasis *syphilitique*, qui guérit fort bien chez nous.

D'autre part, l'arsenic est, si j'ose le dire, le spécifique du psoriasis, en ce sens que c'est l'agent que
l'on oppose avec le plus de succès à ses manifestations.

« Parmi les médicaments qui sont le plus fréquemment employés contre le psoriasis, il faut, dit Duhring
(68), citer en première ligne l'arsenic... Il faut le donner avec discernement, car on l'ordonne souvent à
doses mauvaises, et, comme on conseille de continuer
l'usage pendant un temps indéfini, on finit par déterminer des effets toxiques sans obtenir d'amélioration. Il faut procéder par séries interrompues, comme
dans le traitement de la syphilis, pour éviter l'accou-
tumance ou bien l'accumulation... Pendant la période
aiguë, il fait plus de mal que de bien ; moins le processus pathologique est actif, mieux il est indiqué : s'il
survient une poussée aiguë, il faut en suspendre
l'emploi jusqu'à ce qu'elle ait disparu : moins il y a
d'irritabilité, de chaleur, de démangeaisons, d'infiltration, plus il y a de chances pour que l'arsenic
réussisse. »

On voit là bien des indications de la cure thermale,
qu'il faudra répéter à chaque saison, sans abandonner
complètement dans l'intervalle des cures les préparations arsenicales et l'eau elle-même.

« On n'obtient de succès contre le psoriasis, dit
Kaposi (67), qu'avec les seules substances suivantes :
l'arsenic, le goudron et ses dérivés (l'acide phénique) »

bien que « non seulement certains individus n'éprouvent sous l'influence de l'arsenic aucune amélioration » et que « chez le même malade, une première fois l'action de l'arsenic est favorable, tandis qu'une deuxième ou une troisième année le remède échoue complètement. »

Les commentateurs de Kaposi, Ernest Besnier (67), du moins semblent moins favorables à l'arsenic ; mais ils n'ont visé dans leur opposition que la cure radicale du psoriasis. « La médication arsenicale n'a pas le pouvoir d'empêcher l'éternel retour du psoriasis... Cela veut-il dire qu'il n'y a rien à obtenir de l'arsenic dans le traitement du psoriasis ? Nullement. Cela veut dire simplement que l'arsenic n'a d'action manifeste que sur l'état général du sujet, quand cet état le comporte et l'indique, ou que sur la poussée psoriasique actuelle arrivée à la période d'état ou dans son déclin et qu'il y a peu à espérer de son action spécifique sur les récidives à venir. Cela veut dire encore que l'arsenic ne doit pas être donné empiriquement aux psoriasiques ; les arthritiques, par exemple, qui sont en période floride, supportent fort mal le médicament, tandis que la médication alcaline leur fait le plus grand, bien. *Mais s'il s'agit de sujets lymphatiques, strumeux, anémiques, débiles ou débilités, ou encore de malades à peau irritable et répondant mal aux médications externes, l'arsenic et les eaux arsenicales trouvent une indication nette précise,* qui, appliquée par les habiles médecins de nos stations thermales, peuvent avoir les plus heureux résultats. » — Merci, maître !

Suivant Hébra, qui n'est cependant pas suspect d'illusions à l'endroit du traitement interne dans cette affection, « il demeure parfaitement vrai que l'arsenic a une action curative certaine dans des cas de psoriasis et peut faire subir à cette affection une évolution temporaire (personne n'en doute à La Bourboule), sinon permanente. Je dois, en outre, remarquer, ajoute le professeur de Vienne, que, bien que ce remède puisse être pris régulièrement pendant des mois et même des années sans que la maladie soit guérie — c'est-à-dire guérie d'une manière durable, — je ne l'ai jamais vu donner lieu à des effets nuisibles persistants, même quand on l'administre à doses élevées... Ce remède ne remédie pas infailliblement... mais il est le plus efficace de tous les agents internes dont j'ai eu occasion de parler ». M. Duncan Bulkleg (58) considère ce médicament comme « certainement actif dans le psoriasis, l'eczéma, le pemphigus, l'acné et le lichen. »

A propos des eaux minérales, « il n'existe pas, suivant Hébra, une seule localité thermale qui ait pu se faire une réputation durable pour ce genre de traitement... quoiqu'une ou deux stations de bains aient gagné un peu plus de réputation que d'autres, cela est dû simplement à la manière dont on y emploie les bains et nullement à la composition chimique de l'eau. » Louesche devrait la sienne à ce que « le temps consacré au bain y est environ six fois plus considérable qu'ailleurs ». Le professeur de Vienne ne cite pas l'eau de La Bourboule, qu'il semble ne pas connaître, et qui n'est pas comprise parmi les préparations arsenicales qu'il a appliquées chez ses 400 psoriasiques, traités par l'arsenic. Son traducteur, M. Doyon (47), réclame une expérimentation plus complète et se contente de rappeler l'opinion de Bazin sur l'efficacité de nos eaux dans le psoriasis *herpétique*.

En résumé, l'arsenic est le meilleur médicament du psoriasis ; il est moins infidèle que tous les autres ; les cures arsenicales se placent donc ici au premier rang ; elles doivent être prolongées, répétées et peuvent l'être sans danger ; deux cures de quinze jours par saison valent mieux qu'une seule de 30 ; et trois de 10 que deux de 15 ; les bains prolongés sont indispensables, et l'usage de l'eau à domicile dans l'intervalle des saisons thermales est plus indiqué que celui de tout autre médicament.

VI. — Je dirai du *lupus érythémateux* ou *ulcéreux* ce que j'ai dit de l'acné au sujet des scarifications linéaires par la méthode de Vidal (69), l'une des plus belles conquêtes de la dermatologie. A La Bourboule, les résultats sont divers, mais souvent heureux (108),

en raison, sans doute, de dispositions constitutionnelles qu'il est, au demeurant, assez difficile de définir ; et je n'oublie pas la relation de la scrofule avec
certaines formes de lupus, non plus que son origine sébacée et sudoripare.

A priori, il n'est pas trop téméraire de promettre
la guérison à un malade qui vous arrive, sans que vous
connaissiez ses antécédents, porteur d'un lupus en
voie d'infiltration, de prolifération ou d'ulcération ; et
le peu de succès d'une première cure ne doit pas dé-
courager, si la maladie est restée stationnaire avant
ou après la cure. Nous voyons même revenir des malades qui semblaient s'être mal trouvés du traitement,
en ce sens que les poussées thermales avaient réellement aggravé la maladie, mais qui avaient ensuite
constaté de l'amélioration après la cure. C'est un
cas où l'association de l'iodure de potassium à doses
fractionnées m'a paru donner les meilleurs résultats.
A mon sens, c'est une association des plus logiques,
soit que l'on donne les deux médicaments simultanément, soit qu'on alterne les deux médications de
quinze en quinze jours.

VII. — Notre clientèle de *lépreux* s'accroît tous les ans,
dans des proportions modestes il est vrai, en raison
de la rareté relative de la maladie. Est-ce à dire que
nous guérissons la lèpre ? — Non, sans doute ; mais
la renommée de la station s'est étendue au loin, et les

malades exotiques atteints de cette affection y ont recours en désespoir de cause.

J'ai eu à soigner un certain nombre de lépreux. Dans certains cas, la médication n'a eu aucune influence sur la lèpre ; il s'agissait dans ces cas de lèpre tuberculeuse non ulcérée et discrète. Au contraire, d'autres cas de lèpre tuberculeuse ou maculeuse se sont visiblement amendés ; l'anesthésie a disparu, en même temps que les taches se limitaient, que les tubercules s'affaissaient et disparaissaient même. Je ne crois pas, il faut le dire, que l'on enraye ainsi l'évolution fatale de la maladie, mais on peut sûrement la ralentir, et les constitutions lymphatiques, molles, sont celles où le traitement est le plus favorable. Il faut tenir compte, chez ces lépreux, déjà débilités par la maladie, des effets également débilitants des médications ; et la cure ne leur donnât-elle que la force et le courage de les supporter, qu'elle serait encore utile. Au reste, la question de la lépre est plus que jamais à l'étude, il se peut qu'elle soit moins incurable qu'on le pense, si son origine microbienne récemment encore affirmée par E. Besnier (190) était absolument démontrée.

IV. — *Indications symptomatiques.*

C'est dans la phase d'état ou de déclin des dermatoses chroniques que la cure est le plus favorable ;

mais la plupart d'entre elles, sinon toutes, peuvent y être soumises impunément à toutes les périodes de leur évolution, à la condition d'associer à l'eau des médications adjuvantes qui en règlent l'action.

Le *prurit* est l'un des obstacles les plus sérieux de la cure ; mais, d'autre part, la cure l'améliore après l'avoir surexcité. C'est que, symptomatique ou essentiel, le prurit est un effet nerveux, réflexe. Pour mener la cure à bien, il convient, dès le début, d'apaiser le prurit. Le meilleur remède est, suivant moi, l'acide phénique, que j'emploie en lotions à la dose d'un gramme pour 100 grammes d'eau. Quand ce mélange est inefficace, on peut y ajouter une certaine quantité de potasse (1 partie pour 3 d'acide phénique); ou lui substituer la solution de sublimé (1 gramme pour 300 grammes d'eau).

On se trouvera bien également, dans certaines affections prurigineuses, d'alterner les bains ou douches d'eau de La Bourboule avec des douches froides d'eau ordinaire.

Enfin, j'ai dû recourir, dans certains cas où le prurit était intolérable, aux applications d'ararobine à la dose d'un gramme pour 100, 200, 300 grammes d'axonge, mais cette pratique est très scabreuse dans une station thermale où le médecin n'a pas conquis la confiance du malade.

L'état *érythémateux* n'est pas non plus une contre-indication ; l'*érythème intertrigo* se guérit rapidement quand il est récent et ne peut pas s'y aggraver, dans des cas simples ; l'état érythémateux de l'eczéma ne fait échec à la cure qu'en raison du prurit qui le complique, particulièrement aux plis naturels, aux jointures, aux régions ano-génitales.

La *purulence* est l'état le plus favorable, en ce sens que c'est celui où les eaux modifient la maladie avec le plus de rapidité, et l'absence de démangeaisons facilite le traitement balnéaire. L'*impétigo*, où, en raison de l'âge des sujets, le prurit met plutôt obstacle au traitement, n'en est pas moins l'une des affections où la guérison est la règle.

L'état *croûteux* entrave l'action topique des eaux ; il est bon, dans les lésions croûteuses, de faire tomber les croûtes au préalable ; si puérile qu'elle soit, cette notion a son importance dans les cas où les croûtes sont adhérentes.

J'arrête là ce long exposé ; je n'ai guère passé en revue que les lésions pour ainsi dire banales de la peau, par la raison que ce sont celles qui intéressent davantage le praticien et que l'observation est incomplète pour les affections rares.

CONTRE-INDICATIONS.

Quand il s'agit d'un médicament tel que l'arsenic,
dont l'indication est si générale, et d'une eau telle
que celle-ci, dont l'action reconstituante n'est contestée
par personne, notre rôle devrait se borner à l'étude
des contre-indications ; et, de fait, c'est le but que je
me suis surtout proposé dans les pages qui précèdent.
Aussi me reste-t-il peu de chose à y ajouter.

Les contre-indications des eaux de La Bourboule
n'ont jamais été précisées bien nettement. En 1868,
M. Rotureau les considérait comme contre-indiquées
« dans les maladies trop rapprochées de l'état aigu,
dans les affections organiques du cœur et des gros
vaisseaux, dans la disposition aux congestions actives
et aux apoplexies, dans la goutte à tous ses degrés et
dans la phtisie pulmonaire, quelle que soit sa période »
(41). On sait déjà, par ce que nous avons vu, combien
ces contre-indications se sont restreintes.

I. Du côté *des centres nerveux*, l'imminence hémor-
rhagique ou congestive est une contre-indication

réelle de tout traitement thermal ; mais nous croyons qu'une cure arsenicale peut être utile pour la résolution des exsudats inflammatoires ; et l'arsenic peut agir ici par substitution anatomique, dans le cas de dégénérescence, s'il est vrai qu'il s'emmagasine à la longue dans le cerveau ou la moelle, dans l'arsenicisme professionnel. Dans tous les cas, l'état nerveux, envisagé d'une manière générale est avantageusement modifié par l'arsenic (61). Il a été employé dans la plupart des grandes névroses. « Tandis que le médecin emploie, dit M. Isnard, tantôt les stupéfiants, les sédatifs, les antispasmodiques, etc., contre les troubles de la sensibilité et des mouvements, le fer et le quinquina contre l'atonie et l'anémie, et une foule d'autres remèdes suivant les symptômes, l'*arsenic seul peut suffire à tout* » (62).

On ignore, d'ailleurs, le mode d'action réel de l'arsenic sur le système nerveux (51). Tout le monde s'accorde à reconnaître que ce système « est vivement impressionné par l'arsenic » (39). L'arsenicisme professionnel produit des spasmes, des fourmillements, des crampes, des frissons, et toute une série de troubles nerveux qui ont été signalés par les observateurs (Leroy d'Étiolles ; Imbert-Gourbeyre, etc.) : il faut les avoir présents à l'esprit dans le cas d'éréthisme nerveux trop prononcé où la cure est néanmoins indiquée. Car, outre que ces troubles se limitent, la plupart du temps, sinon toujours, au système nerveux ganglionnaire, ou à la peau, il ne faut pas perdre de vue que l'action définitive de la médication est plutôt sédative, au point de déterminer, dans les cas de mauvaise tolérance, l'état nauséeux, lipothymique ou syncopal, la dépression des forces, la réfrigération, l'horripilation, etc. (39). La cure, dans ces cas, exige donc une attention toute spéciale, bien que l'on ne trouve pas dans ces éventualités la base d'une contre-indication réelle.

II. *Du côté du cœur*, il est bien vrai que la cure à La Bourboule détermine, comme dans la plupart des stations thermales, une poussée congestive qui se manifeste par une irritabilité particulière de la peau, des muqueuses, etc.; mais, ainsi que l'avait déjà remarqué le Dr Choussy, « le cœur reste indifférent » à cette excitation qui lui paraît limitée à la circulation capillaire. De fait, je n'ai pas vu, pour ma part, les troubles cardiaques s'exagérer chez les malades atteints d'affections du cœur. Je citerai, en particulier, un asthmatique, lequel, atteint d'insuffisance mitrale, n'avait pas paru au Dr Michel-Evariste, inspecteur-adjoint à Cauterets, dans les conditions d'une cure sulfureuse, et me fut adressé par ce confrère, à La Bourboule. Je l'ai suivi avec attention pendant deux saisons consécutives, et je n'ai pas vu s'exagérer un seul jour le souffle râpeux au premier temps. Le malade a vu s'améliorer son état à la suite de ces deux cures : et lui-même n'a rien constaté de particulier dans les phénomènes anormaux, dont il a d'ailleurs conscience.

On n'en est plus aujourd'hui à considérer l'arsenic comme un agent pyrétogène ; son action ici encore est plutôt sédative ; il ralentit la circulation et abaisse la température, à la condition toutefois de ne pas dépasser les doses thérapeutiques.

M. Germain Sée (49) admet l'intervention de l'arsenic dans les formes pulmonaires des maladies du cœur, bien que son action soit, dit-il, plus lente à se produire que celle de l'iodure de potassium qu'il préconise, et dont l'association, pour le dire en passant, m'a paru très utile dans ces cas, lorsqu'une crise dyspnéique apparaît dans le cours et sous l'influence de la cure.

Suivant M. Dujardin-Baumetz (63), l'arsenic, « dans l'anémie de certaines affections du cœur, donnera tous les avantages des préparations ferrugineuses sans en avoir les inconvénients ; outre une action tonique sur le cœur, il stimulera les fonctions générales, activera l'appétit, et, par cela même, combattra les désordres anémiques. »

On voit donc que la cure peut être utile dans la cachexie cardiaque à titre de médication symptomatique ; suivant M. Bouyer (65), le traitement arsenical est surtout utile alors que les accidents n'ont pas encore acquis une intensité considérable; mais lui-même produit une observation où l'on voit que, même employé contre les accidents les plus sérieux, l'arsenic a fait diminuer l'œdème, l'ascite, la congestion pulmonaire, en même temps qu'il paraissait tonifier le muscle cardiaque. Nous ne voyons pas, en effet, en quoi la cure ici pourrait nuire si l'on surveille attentivement la poussée, qui d'ailleurs ne se produit pas toujours, comme on sait.

III. *Du côté des voies respiratoires*, les contre-indications se déduisent de ce que nous avons dit précédemment. Dans le cas d'imminence hémoptoïque, on fera bien de tâter la susceptibilité du malade par une cure à domicile avant de l'adresser à la station. Une hémoptysie récente ne contredit pas d'une manière absolue le traitement; mais il est toujours dangereux d'exposer ces malades à l'éventualité d'un retour de l'hémorrhagie dans les conditions mauvaises où ils se trouvent dans une station thermale.

IV. *Du côté de l'estomac*, on ne doit pas perdre de vue l'action topique irritante qu'exercent les arsenicaux même dilués sur cet organe. Il s'en faut cependant que la cure de La Bourboule soit contre-indiquée, d'une manière générale, dans toutes les maladies de l'estomac. Je ne crois pas que le catarrhe aigu ou chronique ait rien à demander à cette médication, non plus que l'ulcère, le cancer, l'hémorrhagie de l'estomac.

Mais plusieurs des formes cliniques de la dyspepsie en seront avantageusement modifiées. Telles sont les dyspepsies nerveuses qui s'accompagnent de cette forme d'anorexie persistante et tenace qui résiste à tout traitement, comme à toute pression morale de la famille ou du médecin, et qui compromet bien souvent le convalescence des maladies graves. Dans cette forme d'anorexie, « adressez-vous, dit M. Dujardin-Baumetz, à la médication arsenicale ; je n'en connais pas de meilleure en pareil cas : l'arsenic exerce une action stimulante réelle sur les fonctions digestives ; et, si je n'adopte pas complètement l'explication mécanique des Allemands, qui prétendent que l'arsenic agit directement sur les capillaires de l'intestin et de l'estomac, et qu'en dilatant ces vaisseaux il amène une congestion active des organes, je ne crains pas d'affirmer, cependant, au point de vue clinique, qu'il n'y a pas de meilleur stimulant que les préparation arsenicales » (63). M. A. Lesser a signalé également dans une publication récente (66) l'augmentation des contractions péristaltiques de l'intestin sous l'influence de l'arsenic.

V. *Du côté de l'appareil urinaire*, on ne saurait voir de contre-indication dans l'action diurétique des eaux, puisqu'elle est contestée. Mais, comme il arrive ailleurs, on voit souvent des uréthrites anciennes reparaître pendant la cure. C'est d'ailleurs un effet assez fréquent des préparations arsenicales, sur lequel M. Saint-Philippe a récemment appelé l'attention. Il l'a vu se manifester en l'absence de tout antécédent vénérien (64). Je le considère comme un accident plutôt favorable et j'y vois plutôt une indication qu'une contre-indication dans le traitement des uréthrites anciennes.

VI. Nous ne saurions discuter les contre-indications qui ont été posées en ce qui concerne le *foie*, parce que les éléments nous manquent et qu'elles sont formulées d'une manière contradictoire. Dans le doute, le mieux est assurément de ne pas tenter l'aventure. On sait que l'arsenic s'emmagasine dans le foie et lui fait subir rapidement la dégénérescence graisseuse dans les empoisonnements; mais on ne saurait rien induire des effets toxiques en thérapeutique thermale.

Je conseille de s'abstenir de la cure chez les nourrices. D'une part l'arsenic passe par le lait, et d'autre part il s'accumule dans les tissus du nouveau-né, où la dégénérescence graisseuse est rapide dans les empoisonnements lorsque la nourrice a survécu. Une observation récente de Brouardel et Pouchart (75) semble probante à cet égard.

VII. La cure de La Bourboule est nettement indiquée dans les maladies du *globe oculaire* ou de ses *annexes* qui sont sous la dépendance de la scrofule; toutefois nous croyons qu'il est bon de s'abstenir de toute application locale de l'eau sur la muqueuse oculaire; et les pulvérisations, qui modifient si avantageusement même les blépharites ciliaires les plus invétérées, doivent être faites les yeux fermés.

CHAPITRE III

J'ai fait à la Société de l'Élysée de Paris (VIIIe arrondissement), il y a cinq ans, sur l'aimable invitation de son président, M. le Dr Jules Simon, une communication sur les indications et le mode d'application des eaux de La Bourboule (70). J'en extrais en substance ce qui suit.

A La Bourboule, on emploie l'eau en *boisson*, en *bains*, en *inhalations*, en *gargarismes, aspirations* et *douches nasales, douches* et *pulvérisations laryngiennes, oculaires* et *auriculaires, humage, bains de pieds, bains de siège, bains de piscine* et *douches*.

Pour l'eau en boisson, il n'y a pas d'intérêt à dépasser la dose de trois verres par jour. En deçà, il y a tous les degrés depuis une cuillerée à bouche; et la cuillerée à bouche elle-même n'est visiblement pas supportée par certains malades. Parmi nous, les uns l'administrent le plus près; les autres, le plus loin possible du repas. Si l'eau est bien supportée, la chose est indifférente. En ce qui me con

cerne, je la rapproche du repas, dans les premiers
jours, pour en assurer la tolérance, à la faveur du
mélange avec les aliments ; je l'éloigne, dans les jours
suivants, alors que la tolérance est assurée, et que les
doses devenues plus copieuses, chargeraient trop
l'estomac, à une époque où l'appétit plus ou moins
vorace des premiers jours commence déjà à s'apaiser.
D'ailleurs, l'eau s'absorbe mieux à jeun.

Il est d'usage de faire durer les cures trois semaines.
Je crois que les eaux de La Bourboule se prêtent
moins que d'autres à cette fixation uniforme. Sans
insister davantage sur ce point, je crois qu'il serait
bon que les malades fussent préparés, avant leur
arrivée, à une prolongation possible de la cure. En
général, cette durée de trois semaines est suffisante ;
et, quand approche le 21e jour, on voit survenir des
phènomènes de saturation, qui est peut-être plutôt
morale et imaginaire que réelle, mais qu'il y a tout
intérêt à respecter. L'imagination a aussi sa part dans
la production des poussées qui activent la cure ; cela
est aussi vrai des poussées de l'eczéma que des
poussées nerveuses ; mais, quoi qu'il en soit, il n'est
pas rare de voir les cures des maladies cutanées, utérines, rhumatismales, respiratoires, ainsi accidentées,
et, si le malade ne s'attendait qu'à passer 21 jours à
la station, l'interruption de la cure, et, par suite, sa
prolongation, quand le malade y consent, produisent

17.

un effet déplorable. La médication hydrothermale s'adressant surtout aux maladies chroniques, aucun praticien ne sera disposé à faire bon marché des dispositions morales pendant la cure.

C'est à un ordre de faits du même genre que se rapporte l'action des bains sur la sensibilité de la peau, ce que j'appelle l'effet sensuel des bains. Je ne sais pas quelles peuvent être, chez un rustre, les jouissances produites par l'immersion dans l'eau chaude. Nous savons tous que les effets thérapeutiques des bains ne sont pas en rapport avec le plaisir qu'il procure. Nous le croyons du moins, et le bain chaud agit sans doute autrement qu'en flattant la sensualité. Cependant, nous savons aussi quelle est l'influence sur un malade, sur un convalescent, sur un valétudinaire, des sensations olfactives, auditives et surtout des sensations visuelles, dont l'absence étiole les aveugles; pourquoi les excitations agréables n'exerceraient-elles pas les mêmes effets vivifiants quand elles se rapportent aux sensations tactiles? Je ne sais pas, dis-je, quelles peuvent être ces sensations chez un rustre; mais, pour nous, les surmenés du travail intellectuel, je crois qu'il faut faire la part large à la satisfaction que le bain chaud procure à notre sensualité; et j'ajouterai que, selon moi, l'effet sédatif du bain chaud est en rapport chez les énervés, avec la satisfaction qu'il procure.

Dans ces conditions, le bain chaud délasse, même en été ; et l'on peut trouver, dans les conditions qui précèdent, des indications de température et de durée du bain.

En moyenne, la température prescrite pour le bain, tant à La Bourboule qu'à Cauterets, où j'ai exercé antérieurement, est de 35 degrés centigrades ; la durée est de vingt minutes ; en dehors de ces moyennes, il faut régler la durée sur le degré d'excitabilité du malade ; et, quant à la température, elle se règle plutôt sur les dispositions individuelles : ce qui paraît frais à l'un, paraît trop chaud à l'autre.

Pour les enfants, je crois qu'il n'y a pas d'avantage à dépasser un quart d'heure pour la durée du bain.

Sous l'influence du traitement de La Bourboule, les enfants deviennent particulièrement irritables ; ils ont la peau plus disposée aux éruptions thermales ; la mesure est plus difficile à garder ; car nous devons avoir toujours présents à l'esprit les effets qui suivent la cure et dont certains sont particulièrement redoutables. Je crois qu'on est trop porté à préjuger l'innocuité de ces cures chez les enfants, à qui, cependant, nos eaux sont particulièrement applicables. On est toujours partagé entre la crainte de faire trop ou trop peu.

Dans les dermatoses prurigineuses, nous administrons aussi des bains courts d'un quart d'heure, et je ne crois pas utile de dépasser, pour elles, la température de 33 ou 34 degrés.

Au contraire, les dartres sèches réclameraient des bains plutôt chauds et prolongés, et c'est dans ces cas surtout que nous employons les bains de piscine.

Il est difficile, en général, de concilier ces deux conditions : longue durée du bain et température élevée ; on ne peut le faire qu'en renouvelant l'eau du bain ; et en la renouvelant, on dépasse toujours la température initiale.

A cet égard, je ferai remarquer que l'on peut, sans inconvénient, élever la température d'un bain en couvrant la baignoire, de manière à préserver la tête des vapeurs du bain. Quand les baignoires n'ont pas de couvercle, on y arrive en se plaçant de côté, le menton sur le bord de la baignoire.

Et, puisque nous en sommes aux minuties, j'ajouterai que la position assise est défavorable aux bons effets du bain. Il vaudrait mieux élever le siège au moyen d'un tabouret calé ; et, à son défaut, on peut arriver à y faire « la planche », pour ainsi dire, en s'appuyant des mains au fond de la baignoire. On augmente de la sorte l'ampleur des mouvements respiratoires, qui sont plutôt gênés dans l'autre attitude.

Enfin, je crois qu'il vaut mieux se baigner nu qu'en peignoir.

Le peignoir est désagréable à la peau, et les bains agréables sont les meilleurs.

Quand on veut agir sur la profondeur des tissus, les bains chauds prolongés sont encore préférables. Il est d'usage toutefois, dans les affections rhumatismales, de procéder, pour ainsi dire, par doses progressives, afin d'éviter la poussée douloureuse, fréquente dans ces affections et qui force, sans aucun avantage, à interrompre le traitement.

Les opinions sont partagées sur l'utilité des bains dans la phtisie; et je crois qu'on ne doit pas avoir de parti pris à ce sujet. Toutefois, je repousse, dans cette maladie, l'emploi des demi-bains qui sont en usage dans d'autres stations. Je crois que, dans une baignoire à couvercle, et dans l'attitude horizontale, qui facilite la gymnastique respiratoire, les grands bains n'ont pas d'inconvénients et peuvent avoir de grands avantages en activant les fonctions de la peau et les mouvements d'osmose qui concourent à la nutrition. J'ai vu souvent les bains nuire chez les poitrinaires, mais souvent aussi je les ai vus produire des effets merveilleux, comme sédatifs et reconstituants.

Ce serait le cas de résoudre la question de savoir si l'effet reconstituant des bains de l'eau de La Bourboule résulte de l'absorption de l'eau par la surface cutanée. On m'excusera de ne pas l'entreprendre. On nous accorde que, si l'épiderme normal demeure imperméable aux liquides, ils peuvent, grâce aux conduits qui le traversent dans toute son étendue et leur livrent passage, être absorbés par le réseau de Malpighi, auquel appartient la couche cellulaire intra-glandulaire où pénètrent ces conduits (67); cela nous suffit. Si cette absorption est réelle pour le bain, elle doit l'être bien davantage pour la douche. A La Bourboule, nous employons deux espèces de douches : la douche locale, qui est, à proprement parler, une fomentation chirurgicale et sur laquelle je n'insisterai pas, quoiqu'elle soit un des principaux éléments de notre cure et que la station lui doive, en grande partie, sa réputation dans le traitement des maladies chirurgicales, et la douche générale, qui s'administre ici par les procédés ordinaires.

Je ne partage pas l'opinion de la plupart de mes confrères, qui pensent que la douche n'agit que par la percussion. A La Bourboule, les douches générales sont limitées par l'administration, à la durée de deux minutes, à cause de la consommation d'eau qu'elles exigent. Il ne faut pas oublier qu'une douche ordinaire consomme, pour une durée de cinq minutes, près de 400 litres d'eau pour un certain calibre du tuyau; et si l'on considère que toute cette eau est mise en contact avec le corps et même projetée avec une certaine force, on jugera que, pour une même durée, la douche doit impressionner la peau bien autrement que le bain, en ne tenant compte que des effets de l'eau, absorbée ou non. Et la quantité d'eau est bien plus considérable quand à la douche mobile on joint la douche en cercle.

En outre du massage produit par la percussion, il faut tenir compte de l'action sur la sensibilité tactile de l'eau chaude qui ruisselle sur le corps, comme aussi de l'effet perturbateur qui change momentanément la modalité de certaines fonctions organiques, la respiration par exemple, de l'effet excitant produit par la douche en cercle, enfin des effets consécutifs à l'absorption que la percussion favorise.

Beaucoup de malades, à La Bourboule, prennent à la fois le bain et la douche ou deux douches dans la même journée. Je crois cette médication *massive* très rarement applicable. Si l'on admet que c'est au système nerveux surtout que s'adresse la douche, je crois qu'il ne peut y avoir que des avantages à le laisser reposer quelque temps avant de lui renouveler l'excitation. Nous savons tous que les excitations trop rapprochées produisent un effet plutôt dépressif; c'est donc pour les cas où l'on veut déprimer l'innervation qu'il faut réserver les douches répétées ; autrement, il faut que la sensibilité digère, si je puis dire, l'excitation pour qu'elle soit réellement fortifiante.

Dans l'action de la douche, il faut tenir compte également de l'atmosphère de vapeurs et d'eau pulvérulente dans laquelle est plongé le malade.. Les effets de l'inhalation s'ajoutent ainsi à ceux de la douche, et, bien que la durée de l'immersion dans ce bain de vapeur soit trop courte pour qu'il produise des effets puissants, il est ordinaire de voir se reproduire, par le fait de l'introduction dans les bronches de ces vapeurs, des toux d'irritation que l'on n'a pas d'intérêt à provoquer. A ce titre, je crois qu'il ne faut pas abuser de la douche chez les poitrinaires, et l'on peut se borner chez eux aux douches locales sur la poitrine, qui produisent de bons effets quand elles sont administrées à la température de 35 à 38 degrés et qu'elles sont bien supportées.

La douche en cercle est fortement perturbatrice et parculièrement excitante, bien qu'on la voie souvent calmer l'excitation du visage produite par des pulvérisations au tamis, dans l'acné, le lupus, l'eczéma, et en général dans les dermatoses ulcératives.

Les douches se donnent, en général, à la température de 35 degrés; mais elles sont facilement supportées à 40 degrés ; et les affections rhumatismales spécialement se trouvent bien de ces hautes températures qui ont l'avantage de laisser la peau moins sensible aux refroidissements.

J'ai dit que la douche générale, à La Bourboule, n'était pas prolongée au delà de deux minutes. Je crois cette durée suffisante. J'ai été soumis à un traitement par des douches chaudes prolongées jusqu'à quinze minutes et que l'on faisait suivre de douches écossaises de cinq minutes ; je ne crois pas que l'on obtienne par cette méthode des résultats meilleurs ; ces douches prolongées ont l'inconvénient d'épuiser, pour ainsi dire, l'innervation ; dans les névropathies, en général, elles surmènent forcément l'organisme, qu'elles laissent sans résistance à la fatigue, à ce point qu'une sudation modérée survenant, dans ces circonstances, détermine un véritable accablement. Chez les malades, lorsque surtout ils sont très débilités, je préfère une douche de cinq minutes administrée dans la baignoire, le tuyau plongé dans l'eau du bain, à travers laquelle on reçoit la douche à la température de la source, c'est-à-dire ici, à 45 ou 50 degrés qui est la température accusée aux robinets des baignoires. On peut localiser à volonté ces douches, soit sur l'épigastre dans les gastralgies flatulentes, soit sur les gouttières vertébrales et le rachis dans les rachialgies, en un mot, dans tous les troubles viscéraux où cette application d'eau chaude peut être indiquée.

Les bains et les douches chaudes peuvent encore produire leur effet sédatif au delà de 35 degrés ; toutefois, la fièvre nerveuse, qui est l'écueil de cette médication chez les névropathes, se montre plus tôt quand on emploie les températures élevées, qui, comme la prolongation des douches et des bains, exercent une action plutôt dépressive. En somme, la dépression est une sédation exagérée ; mais on sait que, si l'accablement des forces est la manifestation de la dépression, cet accablement n'empêche pas l'incohérence de certaines fonctions organiques, des fonctions du cœur en particulier, et l'innervation en moins se traduit aussi bien par l'incohérence que par la faiblesse. Ces expressions paraîtront peut-être trop peu précises, mais il ne faut pas oublier que l'hydrothérapie est une médication générale qui produit toujours des effets synthétiques, quoique, dans les troubles qu'elle détermine, l'organe malade soit toujours particulièrement impressionné, parce qu'il supporte plus difficilement que les organes sains les modifications provoquées par le traitement thermal.

Le bain de pieds est un moyen puissamment perturbateur, à la condition de l'administrer à une température convenable. On le prescrit à la température de 45 à 50 degrés, et sa durée ne doit pas excéder cinq minutes. Il vaut mieux le prendre debout, en s'appuyant à un meuble, et les jambes nues. Le pantalon relevé exerce une constriction qui gène le mouvement du sang.

Il est difficile de préciser les effets thérapeutiques des bains de pieds. La perturbation intense qui suit l'immersion brusque des pieds jusqu'à mi-jambe, dans de l'eau à 48 degrés, fait partie de cet ordre de moyens dont l'effet définitif est de fouetter, pour ainsi dire, la nutrition, d'accroître, momentanément du moins, l'activité du système nerveux, et ces effets sont aussi utiles aux organisations languissantes que peut l'être la congestion des jambes et des pieds aux sujets atteints d'inflammations chroniques du larynx, des poumons et des bronches. Un seul bain de pieds ne donnerait qu'un résultat éphémère; mais il ne faut pas oublier qu'il s'agit ici d'une série de bains de pieds; et, sans parler de l'utilité de ce moyen sur des malades que l'on soumet à l'inhalation, je le considère comme un des bons éléments de la cure.

Les pulvérisations se font au tamis ou à la palette. Il n'est pas douteux, pour moi, que l'eau pulvérisée par l'un ou par l'autre de ces procédés pénètre dans la poitrine. On la sent pénétrer, et la toux qu'elle provoque paraît bien déterminée par une sensation qui est perçue dans la profondeur de la poitrine. Toutefois ce n'est pas le cas général; la palette et le tamis sont plutôt des douches d'eau pulvérulentes. Le tamis, chez la plupart des malades qui ne réussissent pas à manœuvrer leur langue, agit comme une véritable douche.

Les effets n'en sont pas contestables; chez les personnes disposées aux inflammations catarrhales des organes de l'arrière-gorge, la douche d'eau poudroyée détermine une irritation particulière, qui est, sans contredit, un effet hydro-minéral.

Nous employons également le tamis et même la palette pour doucher le visage ; j'ai même vu, dans les salles de pulvérisation, des malades dont on douchait le bas du dos au tamis. J'ignore à quelle indication peut répondre ce genre de douches. Elles rendent, au contraire, de bons services dans les blépharites, et je conseille aux malades de garder les paupières closes, pour préserver la conjonctive oculaire, sur laquelle on peut agir, d'ailleurs, au moyen de ces douches, à travers l'épaisseur des paupières.

Pour l'oreille, on emploie tantôt le tamis, tantôt la douche auriculaire en jet. Je n'insisterai pas, non plus que sur les douches et aspirations nasales et les gargarismes, dont les effets sont puissants, si j'en juge par mon expérience personnelle, mais qui n'ont ici rien de spécial.

Le humage se pratique au moyen d'un appareil qui produit un brouillard de poussière minérale, dans l'intérieur d'un tambour où le nuage pulvérulent est maintenu, et où on l'aspire en s'enveloppant le visage d'un linge, qui enveloppe en même temps l'appareil. A la différence des salles d'inhalation, cet appareil donne des vapeurs minérales sans mélange de vapeur d'eau naturelle. On réserve son emploi au traitement des lésions profondes de l'appareil respiratoire. C'est, en définitive, une inhalation atténuée et localisée.

Dans la plupart des stations thermales, l'inhalation n'est autre chose que l'aspiration de la vapeur d'eau naturelle, développée dans l'atmosphère d'une salle plus ou moins vaste, par un générateur de vapeur placé sous le plancher de la salle ou au voisinage d'une de ses parois. C'est une médication dont les effets sont remarquables, mais qui nécessite une installation plus délicate qu'il ne semble à première vue.

A La Bourboule, nous avons voulu faire mieux qu'ailleurs, et, au lieu de vapeur naturelle, nous avons voulu employer la vapeur minérale ou, plus exactement, la poussière d'eau minérale. On a essayé tous les systèmes que l'on jugeait les plus propres à donner une atmosphère d'eau poudroyée. Peut-être vaudrait-il mieux vaporiser tout simplement de l'eau ordinaire; toutefois, qui peut le plus peut le moins, et l'affluence de notre clientèle de maladies respiratoires est telle, aujourd'hui, que nos salles d'inhalation sont devenues insuffisantes, et qu'une installation nouvelle et plus large est sans doute résolue à l'heure qu'il est.

Le système le plus simple consiste à laisser tomber d'une certaine hauteur une douche d'eau thermale sur le fond d'une baignoire, jusqu'à ce que le cabinet de bain soit rempli de vapeurs mélangées de poussière d'eau. C'est le système qui consomme le plus d'eau, et cependant c'est celui qui a été longtemps usité à la troisième classe des bains.

Un second système se rapproche de celui-là. L'eau tombe en pluie sur un tabouret placé au fond d'une cuve et se pulvérise en formant encore une atmosphère de vapeurs mélangées de poussière d'eau.

Un troisième système est une application bien connue de l'injecteur Giffard. Un jet de vapeur lèche l'orifice d'un tube et aspire de l'eau pulvérisée par l'orifice étroit du tube. Il en résulte une atmosphère de vapeur d'eau, et d'eau grossièrement poudroyée. Ce système ne nous a pas réussi.

Tous ces systèmes ont l'avantage de projeter dans l'atmosphère de l'eau minérale en poussière mélangée à de la vapeur. Leur inconvénient est la difficulté de régler la température ambiante, d'autant mieux que les robinets sont à la disposition des baigneurs, et que les médecins ne sont pas d'accord sur la température convenable.

Il en est, parmi nous, qui tendent à combiner l'inhalation avec la sudation. Il est évident que l'on peut obtenir, par l'adjonction des effets de l'étuve chaude, d'autres résultats que ceux qui sont obtenus par la simple inhalation. Toutefois, la majorité des médecins de la station persistent à restreindre cette médication à l'inhalation seule, et ne voudraient pas que la température des salles dépassât 32 degrés. Je ne sais de quel côté se rangera l'administration ; mais cette dernière pratique est celle de nos voisins du Mont-Dore ; elle ne peut avoir de meilleure recommandation. Pour moi, je pense que La Bourboule obtiendrait de l'inhalation des effets précieux, le jour où, agrandissant ses salles d'inhalation et améliorant ses vestiaires, elle donnerait en aspiration à ses malades de l'eau finement poudroyée dans une atmosphère de vapeur maintenue à 32 degrés. Déjà les effets que nous obtenons dans nos salles devenues trop étroites sont très satisfaisants ; et c'est en partie, sans doute, aux inhalations que nous devons de voir augmenter chaque année le nombre des malades atteints d'affection respiratoire que l'on nous envoie.

La station est également outillée d'une manière très satisfaisante pour l'administration des *douches froides*, des *bains* et des *douches de vapeur*, du *massage*. Enfin, j'ai dit que l'on établit, en ce moment, une *piscine de natation* à eau douce pour l'usage des personnes (et des enfants en particulier) à qui l'eau minérale n'est pas nécessaire.

CHAPITRE IV

EAUX TRANSPORTÉES.

L'un des privilèges les plus précieux de l'eau de La Bourboule, c'est qu'elle se conserve sans altération, et des résultats remarquables ont été obtenus par son emploi à domicile.

Assurément, la cure à domicile ne vaudra jamais la cure à la source, où, en outre des propriétés mystérieuses que possède l'eau à l'émergence, on a l'avantage de la thermalité et des installations balnéaires ; mais l'eau transportée ne perd aucune de ses propriétés distinctives : voilà l'essentiel.

L'une de ses qualités, la plus appréciée des médecins, est la facilité qu'elle procure de graduer à volonté l'administration de l'arsenic et de présenter ce médicament aux malades sous la forme la plus maniable, la plus inoffensive et la plus facilement assimilable.

De là le parti qu'on en a tiré pour le traitement à domicile, et dans l'intervalle des saisons thermales, de toutes les maladies qui ressortissent à cette médication.

L'eau transportée se prend, à domicile, à la dose de un à deux demi-verres par jour, pour le début du traitement. On la prend immédiatement avant le repas. On peut additionner l'eau de sirop d'écorce d'oranges amères, ou d'un peu de lait bouilli, quand on l'administre dans l'intervalle des repas. Le vin est également un excellent correctif dont Delioux de Savignac a déjà recommandé les bons effets dans l'usage des préparations arsenicales. Certains malades supportent mieux l'eau quand ils la boivent en mangeant.

On augmente graduellement la quantité d'eau administrée, sans dépasser, en général, la dose de deux verres dans les vingt-quatre heures.

Si quelque accident gastrique survenait sous l'influence de cette médication, on ajouterait à chaque dose une ou deux gouttes de teinture thébaïque.

La durée de ces cures à domicile est de vingt à trente-cinq jours. On répète la cure deux ou trois fois l'année, suivant les résultats obtenus.

L'usage externe de l'eau à domicile pourra être tenté également dans la plupart des cas que nous avons passés en revue, soit sous forme de *lotions*, d'*irrigations*, de *douche locale*, de *pulvérisation*, etc., soit par le procédé du *pansement à l'eau* conseillé par Hebra dans le traitement du psoriasis (t. Ier, p. 432).

ÉPILOGUE

Quand le baigneur de La Bourboule risquant l'ascension, d'ailleurs aisée, du vieux Rocher qui l'abrite, promène son regard, du sommet de la montagne sur la vallée qui s'étale à ses pieds, il ne peut se défendre d'un cri d'admiration : « Quel pays d'avenir ! » Il ajoutait autrefois mélancoliquement : « Quel dommage, si l'on perdait ces eaux par des travaux intempestifs ! »

Toute l'histoire de La Bourboule tenait dans ces deux exclamations, à l'époque où parut pour la première fois ce petit livre. On désirait déjà, dès lors, venir chez nous, parce que la renommée de nos eaux exceptionnelles et peut-être aussi les attaques de nos ennemis attiraient sur nous tous les regards; mais on ne l'osait pas : les eaux, disait-on, étaient disparues ou altérées.

Mon petit livre établit que les craintes exprimées au sujet des forages ne datent pas d'hier. C'est en

1856 que M. Tournaire, ingénieur des mines, a, le premier, blâmé les forages; et, depuis lors, le débit des sources s'est augmenté de 35 à 600 litres d'eau à la minute, et permet de donner aujourd'hui deux mille cinq cents bains par jour.

Et cependant la nature des eaux n'a pas changé, puisque nous y trouvons tous les éléments signalés dès l'origine dans une proportion sensiblement identique; seul l'arsenic a paru augmenter ou diminuer suivant les analyses. Lecoq n'en trouve pas, en 1828; Thénard en trouve 8 milligrammes par litre en 1854; M. Lefort, 6 milligrammes en 1862; l'École des mines, 4 milligrammes en 1870 et 7 milligrammes en 1873; M. Garrigou, tantôt 16, tantôt 4 milligrammes en 1877; l'Académie de médecine, 7 milligrammes en 1878. J'en conclus que les analyses ont été souvent défectueuses; mais dans tous les cas l'Académie a retrouvé en 1878 la proportion signalée par Thénard en 1854. Il me paraît probable que l'on trouverait dans toutes les stations hydro-minérales la même inconstance apparente des éléments minéralisateurs, si l'on y prodiguait autant les analyses.

Au point de vue de l'utilisation, du refroidissement et du mélange d'eau froide, nous avons vu que l'on a toujours mélangé l'eau de La Bourboule; les réservoirs de la Compagnie sont les plus grands que l'on ait construits dans la station; on s'attache à perfectionner constamment les procédés employés d'abord ; l'eau de Fenestre, dont on se sert pour refroidir les bains, contient par litre 1 milligramme d'arsenic et 2 centigrammes de sel de fer, ce qui en fait une eau arsenicale et ferrugineuse d'une certaine valeur ; enfin, si tout ne marche pas encore comme nous le désirons, c'est qu'il faut tenir compte de la haute température de l'eau, de la profondeur à laquelle on la puise et des machines qu'il faut employer pour la remonter à la surface ; mais j'en appelle à tous mes confrères : dans quelle station la science, la thérapeutique, la clinique, ont-elles plus de garanties ?

Tout se fait, chez nous, à ciel ouvert. Aucune eau thermale n'a été plus souvent analysée. Le débit des sources a été officiellement constaté. L'analyse la plus récente date de 1878. Les résultats n'ont pas changé, et chaque malade peut les constater dès les premiers jours de son arrivée à la station.

D'autre part, l'eau transportée est infiniment précieuse dans la pratique ordinaire. C'est la meilleure de toutes les préparations arsenicales et la mieux tolérée. Chaque médecin peut en constater, par lui-même, les propriétés que l'arsenic explique pour une part seulement, mais qui résument toutes celles de la médication arsenicale.

L'apaisement des querelles a eu un résultat qui, pour nous, n'était pas douteux. Le but de ce livre était d'abord d'éclairer tout le monde afin qu'aucune arrière-pensée ne survécût à la crise. Je me plais à croire que ce but a été atteint, et je suis heureux de n'avoir, dans cette seconde édition, qu'à proclamer notre succès.

FIN

TABLE

LIVRE III.

AUTEURS CITÉS

(1) H. Lecoq. — *L'Auvergne pittoresque.* — *Le Mont-Dore et ses environs.* — *Atlas géologique du Puy-de-Dôme.* — *Géographie botanique de l'Europe.* — *Les eaux minérales du massif central.* — *Les eaux minérales considérées dans leurs rapports avec la géologie.*

(2) Le Même en collaboration avec J. Bouillet : *Coup d'œil sur la structure géologique et minéralogique du groupe des Monts-Dores.* — *Les époques géologiques de l'Auvergne.*

(3) Lyell. — *Principes de géologie.* — *Éléments de géologie.* — *Abrégé de géologie.*

(4) Léon Chabory. — *La Bourboule et les spéculateurs.*

(5) Favre. — Comptes rendus de l'Acad. des sc. de Paris, 19 mars 1887.

(6) Michel Bertrand. — *Recherches sur les propriétés physiques,* etc., *des eaux du Mont-Dore.* 1825.

(7) Pradier. — *Lettres médicales sur La Bourboule.*

(8) Escot. — *Notice médicale sur les eaux de la Bourboule.* 1876. — *Études historiques... sur les eaux de La Bourboule et de Fenestre.* 1877. — *Recherches thérapeutiques sur La Bourboule.* 1877.

(9) Donné. — *Hygiène des gens du monde.*

(10) G. Sand. — *Jean de la Roche.*

(11) FONSSAGRIVES. — *Dict. de la santé.* — Art. CLIMAT du *Dict. encycl. des sc. méd.*

(12) AMIOT. — *Rapport officiel.* 17 oct. 1877. — *Note sur le débit des sources.* 17 novembre 1877. — *Documents annexés au procès de Riom.*

(13) DESMARETS. — *Journal de phys. et de math.,* XIII, 113. — *Mém. de l'Inst.* (sc. math.), VI, 219.

(14) STANISLAS MEUNIER. — *Les causes actuelles en géologie.* 1879.

(15) DELESSE. — *Bullet. de la Soc. de géol. de Paris.* XV, 752.

(16) NIVET. — *Rapport sur les eaux minérales de La Bourboule.* 1879. — *Dict. des eaux min. du Puy-de-Dôme.* — *Études sur les eaux min. du Puy-de-Dôme.* — *Recherches de l'arsenic dans les eaux min. du Puy-de-Dôme,* dans *Annales sc. de l'Auvergne,* t. XVIII, XIX, XXIII, années 1845, 46-50.

(17) LAMARLE. — Notes manuscrites. 1877-1878.

(18) JULES LEFORT. — *Études... des eaux... de La Bourboule.* 1862. — *Sur la présence de l'arsenic dans les eaux minérales,* dans *Annales d'hydrologie,* t. IX.

(19) LAMOTTE. — *Recherches sur l'arsenic dans les dépôts ferrugineux des eaux min. de l'Auv.,* dans *Annales sc. de l'Auv.,* XXIII.

(20) DURAND-FARDEL, etc. — *Dict. des eaux min.,* art. ARSENIC, BOURBOULE, etc.

(21) PEIRONNEL. — *Sur la présence de l'arsenic dans les eaux de La Bourboule,* dans *Annales... d'hydrologie,* 1863. — *La Bourboule,* 1865.

(22) GUÉNEAU DE MUSSY. — *Traité de clinique médicale.*

(23) JULES FRANÇOIS. — Cité par NIVET dans Rapport, etc. (16).

(24) VON LASSAULX. — *Études pétrographiques sur les roches volcan. de l'Auvergne,* dans *Mém. de l'Acad. de Clermont,* t. XVI.

(25) Sur l'homme préhistorique d'Auvergne, voir : AYMARD, PICHOT-DUMAZEL, BERTRAND DE DOUC, FÉLIX ROBERT, SAUVAGE, dans *Rev. d'anthropologie*, I, 292 et suiv. — POMMEROL, MATHIEU, dans *Congrès* de l'Assoc. pour l'avancement des sc. (Session de Clermont-Ferrand) ; et *Revue d'anth.*, t. V, p. 680 et suiv.

(26) *Bulletin de l'Acad. de méd.* de Paris du 28 mai 1878. Rapport de M. POGGIALE et analyse de MM. BOUIS et J. LEFORT.

(27) MARTINEAU. — *Traité des affections de l'utérus.* 1879.

(28) BOUCOMONT. — *Les eaux minérales d'Auvergne.* 1878.

(29) GARRIGOU. — *La station thermale de Luchon.* Confér. faites à la Société philomathique de Bordeaux. 1878.

(30) LOUIS CHOUSSY. — *Circulaire adressée aux médecins de France.* Juillet et août 1878. — *Étude méd. sur l'eau de La Bourboule.* 1873.

(31) C. PAUL. — *Agenda médical* d'Asselin.

(32) GEO. E. WALTON. — *The mineral springs of the United States and Canada.* New-York, 1874.

(33) CLÉRAULT. — *La Bourboule et ses eaux minérales.* 1877.

(34) *Guide de l'étranger à La Bourboule.* 1880.

(35) DE RANSE. — *Étude phys. sur les phén. d'excitation produits..... dans une eau minérale à faible minéralisation,* dans *Bull. Acad. de méd.* et *Ann. Soc. d'hydr. méd.* 1880.

(36) RICHELOT. — *Discussion sur la nature arsenicale des eaux du Mont-Dore.*

(37) GUBLER. — Comptes rendus de la Société de thérapeutique. 1877. — *Leçons de thérapeutique.* 1877.

(38) DANJOY. — *Note sur quelques cas de glycosurie et de diabète.* — Société d'hydrologie. 1877. — *De la matière organique et organisée des eaux de La Bourboule.* — *Ann. Soc. d'hydr.* 1885.

(39) Delioux de Savignac. — Art. Arsenic du *Dict. encycl. des sc. méd.*

(40) J. Pinkhae. — *A case of arsenical poisoning, with fatty dégeneration of the liver, kidneys and gastric glands*, dans *Boston med. and surg. Journ.* 1878. — Nunn, *The structural changes..... by poisoning with arsenic. Journal of physiol.* de Boston, I, p. 247.

(41) Rotureau. — Art. Bourboule et Eaux minérales du *Dict. encyc. des sc. méd.* — *Dict. des eaux minérales.*

(42) Potain. — Art. Lympathique du *Dict. encycl.*

(44) Bazin. — *Leçons sur le traitement des mal. de la peau par les eaux minérales. Leçons sur les affections génériques de la peau.* — Art. Arthritides, Lupus, Acné, Dartres, etc., du *Dict. encycl.*

(45) Ernest Besnier. — Art. Rhumatisme du *Dict. encycl.*

(46) Noir. — *Du traitement du rhumatisme artic. déformant dit nerveux, par les eaux de La Bourboule.* 1878.

(47) Hebra et Kaposi. — *Traité des mal. de la peau.* Trad. et annoté par Doyon. 1877-1878.

(48) Hardy. — Art. Dartres du *Dict. de méd. et de chir. prat.* — *Leçons sur les affect. cutanées dartreuses.*

(49) Germain Sée. — *Du diagnostic et du traitement des mal. du cœur.* 1879.

(50) Blachez. — Art. Cachexie du *Dict. enc.*

(51) Rabuteau. — *Éléments de thérapeutique.* 1873.

(52) Perroud. — Journ. de méd. de Lyon. 1865.

(53) Chateau. — *De quelques affect. respir. à forme herpétique.* — *Les eaux de La Bourboule.* 1876.

(54) Ad. Nicolas. — *Un cas d'asthme infantile.* Comm. à la Soc. d'hydrologie. 1877, dans *Journal de thérapeutique.* 1877. — *La Bourboule,* dans *Guide aux villes d'eaux* par une réunion de médecins des stations thermales. — *De l'irri-*

tation *cérébro-spinale*. Comm. à la Soc. de médecine pratique de Paris, 1880, dans *France médicale*. 1880.

(55) LECONCHÉ. — *Traité du diabète*. 1877.

(56) LÉO TESTUT. — *De la symétrie dans les affections de la peau*.

(57) C. GÜTHGENS. — *Zur Kenntniss der Arsenwirkung*, dans *Centr. f. med. Wissen h.*, n° 32. 1875.

(58) L. DUNCAN BULKLEY. — *On the use and value of arsenic in the treatment of disease of the skin*, dans *New-York med. Journ.* Avril 1876.

(59) JONATHAN HUTCHINSON. — *Can arsenic cure pemphigus?* dans *Med. Times and Gaz.* 1875.

(60) CLIFFORD ALBUTT. — *The influence of the nervous system and of arsenic upon the nutrition of the skin*, dans *The Practitioner*. Nov. 1874.

(61) BROCHIN. — Art. MAL. NERV. du *Dict. encycl.*

(62) CH. ISNARD. — *Étude sur l'emploi thér. de l'arsenic*, dans *Union méd.* 1860.

(63) DUJARDIN-BAUMETZ. — *Leçons de thérapeutique*. 1878-80.

(67) ERNEST BESNIER et DOYON. — Trad. et commentaires des *Leçons sur les mal. de la peau* de LAPOSI. 1881.

(68) LOUIS A. DUHRING. — *Traité pratique des mal. de la peau*. Trad. et annoté par BARTHÉLEMY et COLSON, avec une préface de A. FOURNIER. 1883.

(69). L. VIDAL. — *Arch. de dermatol. et syphil.* 1880. — *France méd.* 1881. — Thèses de LELONGT. 1877 et FRAICHE. 1878.

(70) J. POMEL. — *De la méd. arsen. dans le traitement de la chorée*. — Thèse de Paris. 1879.

(71) H. GARIN. — *Du trait. de la chorée spécialement par l'arsenic*. — Thèses de Lyon. 1879.

(72) DELPEUCH. — *De l'action de l'arsenic sur le sang.* — Thèse de Paris. 1880.

(73) BYASSON. — *Th. sur la rech., le dosage et l'état de l'arsenic dans quelques eaux arsenicales,* dans *Ann. Soc. hyd. méd.,* t. XXVII.

(74) WIDERHOFER. — *Zur Behandlung der Chorea minor* dans *Wiener med. Blætter.* 1886.

(75) P. BROUARDEL et G. POUCHER. — *Un enfant à la mamelle peut-il être intoxiqué par le lait de sa nourrice?* dans *Ann. d'hyg.,* 3ᵉ série, XIV, 73.

(76) DUCLOS. — *Des eaux de La Bourboule,* dans *Obs. sur les eaux min. de... France.* Paris, 1675.

(77) J.-F. CHOMEL. — *Traité des eaux min..., de Vichy.* Clermont-Ferrand. 1734.

(78) LE MONNIER. — *Obs. d'hist. nat.,* dans *Mém. de l'Acad. des sc. de Paris.* 1744.

(79) LEGRAND D'AUSSY. — *Voy. fait en 1787 et 1788 dans la ci-devant province d'Auvergne.* 178...

(80) DUJARDIN-BAUMETZ et YVON. *Formulaire pratique de thérap. et pharmacol.* 1887.

(81) J.-L. SOUBEIRAN. — *Comptes rendus de l'Acad. des sc. de Paris.* 1883, p. 95 et 1194.

(82) DAUZAT. — *Guide médical aux eaux de La Bourboule.* Clermont-Ferrand. 1885.

(83) AD. NICOLAS. — *Le brouillard,* dans *Journal d'hygiène.* 1881.

(84) G. SÉE. — *De la phtisie bacillaire des poumons.* 1884.

(85) LECORCHÉ. — *Traité pratique et théorique de la goutte.* 1884.

(86) HARDY. — Art. DARTRES du *Dict. de méd. et chir. pratiques.* — *Leçons sur les affect. cutanées dartreuses.* 1862.

(87) CH. BOUCHARD. — *Maladies par ralentissement de la nutrition.* 1882-1885.

(88) GRASSET. — Art. DIATHÈSES du *Dict. enc. des sc. méd.* 1884.

(89) G. SÉE. — *Des dyspepsies gastro-intestinales.* 1885.

(90) AD. NICOLAS. — *Les eaux de La Bourboule; mode d'application, indications et contre-indications.* Comm. à la Soc. méd. de l'Élysée, dans *Journ. de thérap.* 1883.

(91) CHARCOT. — *Leçons clin. sur les mal. des vieillards et les mal. chroniques,* recueillies et publ. par BALL. 1874.

(92) AD. NICOLAS. — *L'hygiène dans l'isthme de Panama,* dans *Bull. de l'Ac. de méd.* 25 mai 1886.

(93) M. PETER, — *Du surmenage intellectuel,* dans *Bull. de l'Ac. de méd.* Juin 1887.

(94) R. BLACHE. — *Les céphalalgies de croissance,* dans *Rev. mens. des maladies de l'enfance.* Avril 1883.

(95) LECORCHÉ et TALAMON. — *Études médicales* faites à la maison municipale de santé (maison Dubois). 1881.

(96) LECORCHÉ. — *Du diabète sucré chez la femme.* 1886.

(97) FRERICHS. — *Traité du diabète.* Trad. par LUBANSKI. 1885.

(98) SAIKOUSKI. — *Du diabète,* dans *Mouvement méd.* 1866.

(99) CH. BOUCHARD. — *Étude des diabètes,* leçons recueillies par L. LANDOUZY. 1874 et (87).

(100) E. DEMANGE. — Art. DIABÈTE du *Dict. encycl.* 1883.

(101) L. LANDOUZY. — *Gaz. des hôp.* 1862 et *Union méd.* 1862.

(102) G. SÉE. — *Traitement phys. de l'obésité et des transformations graisseuses du cœur,* dans *Bull. de l'Ac. de méd.* 1885.

(103) HANDFORD. — *De la pigmentation arsenicale,* comm.

à la *Soc. clin. de Londres.* Oct. 1887. — Voyez le compte rendu de la *Sem. méd.* de Paris, 26 oct. 1887.

(104) H. LELOIR. — *Dès aff. cut. d'orig. nerv. considérées au point de vue anat., pathologique et clinique,* dans *Revue des sc. méd.* 15 avril 1882, t. XIX, f. 2, p. 730.

(105) H. LELOIR. — *Altér. nerv. dans l'ecthyma,* dans *Soc. de biologie.* 1880 et *Thèses de Paris.* 1881.

(106). EYMERY. — *De l'emploi des eaux de La Bourboule dans quelques cas de diabète compliqués de la tuberculose pulmonaire,* dans *l'Écho médical de La Bourboule.* 1887.

(107) A. HÉNOCQUE. — *Comptes rendus de la Soc. de biologie.* Mai 1887. — *Congrès de Toulouse,* 1887. — *Gaz. hebd. de méd.,* 1885-1887. — Art. HÉMATOSCOPIE du *Dict. encycl.* 1867. — *Commun. verbales.*

(108) DAUZAT. — *Trait. du lupus par les eaux de La Bourboule,* dans *l'Écho mél. de La Bourboule.* 1887,

(109) L. BESNIER. — *Sur la lèpre... Bull. de l'Acad. de méd.* Octobre 1887.

(110) DAUBRÉE. — *Les eaux souterr. aux ép. anc.* 1887.

(111) Mme ST. MEUNIER. — *Les sources.* 1886.

(112) LANDOUZY. — *Rev. de méd.* 1881, p. 61, note.

(113) GARRIGOU-DESARÈNES. — *Du catarrhe hypertr. des fosses nasales. — De l'ozène.* 1887.